Peter Geißler

Der Körper als Ressource in der Psychotherapie

AF836716

Forum Körperpsychotherapie · Band 14

Peter Geißler

Der Körper als Ressource in der Psychotherapie

Psychodynamisch verstehen, prozesshaft denken, körperbezogen intervenieren

Mit einem Vorwort von Markus Angermayr

Psychosozial-Verlag

Bibliografische Information der Deutschen Nationalbibliothek
Die Deutsche Nationalbibliothek verzeichnet diese Publikation
in der Deutschen Nationalbibliografie; detaillierte bibliografische Daten
sind im Internet über http://dnb.d-nb.de abrufbar.

Originalausgabe
© 2025 Psychosozial-Verlag GmbH & Co. KG
Gesetzlich vertreten durch die persönlich haftende Gesellschaft Wirth GmbH,
Geschäftsführer: Johann Wirth
Walltorstraße 10, 35390 Gießen, Deutschland
06 41 96 99 78 0
info@psychosozial-verlag.de
www.psychosozial-verlag.de

Alle Rechte vorbehalten. Kein Teil des Werkes darf in irgendeiner Form
(durch Fotografie, Mikrofilm oder andere Verfahren)
ohne schriftliche Genehmigung des Verlages reproduziert
oder unter Verwendung elektronischer Systeme
verarbeitet, vervielfältigt oder verbreitet werden.

Umschlagabbildung: © AdobeStock / photo_mts
Umschlaggestaltung und Innenlayout nach Entwürfen von Hanspeter Ludwig, Wetzlar
Druck und Bindung: Druckhaus Bechstein GmbH,
Willy-Bechstein-Straße 4, 35576 Wetzlar, Deutschland
Printed in Germany

ISBN 978-3-8379-3472-4 (Print)
ISBN 978-3-8379-6408-0 (E-Book-PDF)
ISSN 2567-5745 (Print)
ISSN 3053-4771 (Digital)

Inhalt

Vorwort 7
Immer wieder hinsehen
Markus Angermayr

Einführung 11

Grundlegendes 15
Theoretische Einordnung 15
Zwischen Erleben und Verstehen:
Der Raum der therapeutischen Reflexion 18

Klinische Beispiele 23
Erstes Beispiel 23
Auf den ersten Blick 24
Auf den zweiten Blick 25
Zusammenfassung 44
Ausblick 46
Zweites Beispiel 47
Auf den ersten Blick 48
Auf den zweiten Blick 49
Zusammenfassung 63

Technische Gesichtspunkte 65
Freude 65
Lust 67

Angst 70
Trauer 72
Kränkung 75
Ärger 77
Wut 79
Abscheu 81

Vergleich: Verbales (psychoanalytisches) und offenes (körperpsychotherapeutisches) Setting 87

Körpererfahrung im Gruppenprozess 93

Literatur 99

Vorwort

Immer wieder hinsehen

Peter Geißler hat ein neues Buch geschrieben – wieder in handlichem Format auf sehr lesefreundlichen 100 Seiten. Mit ihm verbindet mich ein freundschaftlich-kollegialer Austausch, den ich sehr schätze. 3 Aussagen von ihm sind in mir sehr lebendig und verknüpfen sich mit meinem existenziell-humanistischen Zugang: So versteht Peter Geißler *Psychotherapie als eine Anleitung zum Lebendigsein*, und dass dafür nicht alles durch das *Nadelöhr der Sprache* gehen muss, und er betont die *Toleranz des Nicht-Wissens*.

Das neue Werk schließt an den Band *Körperarbeit in der Psychotherapie* (2023) an und ordnet dieses Vorgehen theoretisch und grundlegend ein, indem er auf den Prozess zwischen Erleben und Verstehen fokussiert. Der Titel *Der Körper als Ressource in der Psychotherapie* ist eine sehr schöne Idee, um das Begonnene weiterzuführen. Ihm geht es nicht um abschließende, womöglich schulen- oder clusterspezifische Letztbegründungen, sondern um die Haltung, sich immer wieder erfahrungsbereit zu machen. Was sich so leicht schreibt, ist ein anspruchsvolles Projekt. Peter Geißler legt ein Modell vor, dass die Komplexität der (lebens-)bewegenden Phänomene reduziert und gleichzeitig nah am Erleben bleibt. Die Reflexion der sich zeigenden Phänomene findet im Bezugsrahmen psychoanalytischen Verstehens statt. Das ist die Blickrichtung und die Stärke der Reflexion. Dabei ist dem Autor eine integrative, methodenübergreifende Haltung wichtig; eine Haltung, die Peter Geißler verkörpert. Pointiert könnte man festhalten, dass psychotherapeutische Schulen immer spezifischen Blickwinkeln entsprechen und von dort wertvolle Aspekte einbringen. Ist die ursprüngliche phänomenologische Wahrnehmung noch ganzheitlich, ein vages »Etwas«, so ist jede daraus folgende Symbolisierung eine Form von Reduktion, die im besten Fall als ein Fassen des Wesentlichen für diesen Menschen zu verstehen ist. Hier – von der sich zeigenden *Lebens-*

bewegung – würde sich aus existenzieller Perspektive eine Verbindung zur Idee eines »besinnlichen und herzhaften Denkens« (Heidegger) knüpfen lassen, das gekennzeichnet ist zwischen dem Pendeln von sich ereignender, gelassener körperlicher Wahrnehmung des Daseins und ihrer verweilend-denkerischen Aufnahme. Dieses Hin- und Hergehen und Wahrnehmen von Resonanzen zeigt sich innerhalb der Situation als unaufhörliches Prozessgeschehen aus einem gemeinsam-verbindenden Seinsgrund. Psychotherapie, im speziellen Körperpsychotherapie, wird zum Resonanzraum für das sich ereignende Leben. Mit dem Begriff der *Lebensbewegung*, den Peter Geißler und Günter Heisterkamp aufbereitet haben, ist die Tür auch für humanistisch-existenziell ausgebildete Therapeut*innen weit offen.

Anhand zweier Fallgeschichten nimmt uns Peter Geißler mit hinein in seine psychotherapeutische Situation. Hat der erste Band den Boden und den Raum für psychoanalytisch-körperpsychotherapeutisch orientierte Arbeiten bereitet, so lässt uns dieses zweite Buch hineinsehen, was sich in diesen Räumen ereignen kann. Begegnend, spielerisch, interessiert und experimentierfreudig zeigt sich das Geschehen: ein gemeinsamer Suchprozess, nach dem was lebendig ist und werden möchte. Hier merkt man die langjährige Erfahrung des körperpsychotherapeutischen Blicks Peter Geißlers: sein feinfühliges Aufgreifen des Beziehungsgeschehens sowie der entstehenden Lebensbewegungen. Er nimmt die inneren und äußeren Bewegungen auf, ohne sie dabei ihrer lebendigen Dynamik zu berauben. Das einzigartige Leben, das sich in der Situation ereignet, die Lebendigkeit, darf sich ausdrücken, darf zu sprechen beginnen.

Anhand der Fallvignetten lässt sich sowohl der erste Blick auf die körperpsychotherapeutische Intervention, das Handwerk der Therapeut*innen, nachvollziehen, und durch das nochmalige Draufsehen werden weitere – das Leben setzt sich fort – Aspekte sichtbar, die auf den ersten Blick nicht zu Bewusstsein kamen, nun aber explizit wurden. Das ist unglaublich spannend zu lesen und erfordert eine mutige, offene Haltung der Therapeut*innen sich selbst gegenüber. *Gegenübertragungskompetenz* nennt er das in seinem ersten Buch *Körperarbeit in der Psychotherapie*. Man könnte auch von einer Phänomenologie nach innen sprechen. Peter Geißler rahmt die Überlegungen durch einen Blick auf die Diagnostik und auf psychoanalytische Hintergrundgedanken. Mit diesem Blickwinkel auf tiefenpsychologische Konstellationen überschreitet er bewusst den phänomenologischen Rahmen. Er tut dies in einer sehr einladenden und offenen Haltung, die der *Toleranz des Nicht-Wissens* entspricht.

Peter Geißlers Anmerkungen lassen sich vorsichtig – ohne die Eigenheiten seines spezifischen Blicks zu unterschlagen – durchaus mit einem humanistisch-existenziellen Zugang verweben und erweitern den Horizont. Denn natürlich können die beschriebenen Sequenzen als Ausdruck psychodynamischer Konflikte (die Stärke psychoanalytischen Vorgehens) beschrieben werden, die sich in den existenziellen Themenfeldern und strukturellen Grundmotivationen zeigen: als ein leibliches Ringen um ein Dasein-können-in-der-Welt, um Raum und Halt, als ein Ringen um ein Mögen, um Beziehung, Nähe und um ein Ringen um Selbstsein zu dürfen, um Anerkennung und letztlich als eine Suche nach Erfüllung, nach Sinn und Bedeutung. Peter Geißler hat selbst auf sein existenzielles Ringen, auf seinen Lebensweg und wesentliche Begegnungen hingewiesen.

In seinen konkreten Fallbeispielen habe ich die differenzierte psychodynamische Sichtweise schätzen gelernt. Hier wird auch die Fähigkeit und die Leidenschaft Peter Geißlers zur Lehre spürbar. Es wird das behutsame Lauschen mit dem ganzen Körper sichtbar. Das einladende Experimentieren öffnet neue Erfahrungsräume. Dabei wird die Art und Weise, wie er Suchprozesse sprachlich begleitet und dann in die Theorie einfließen lässt, eindrücklich spürbar. Dass diese »körperbezogenen Interventionen« alles andere als simpel sind, merkt man aus dem Abstand, aus dem besinnlichen Denken und Reflektieren.

Seine Reflexionen zum Einsatz körperlicher Berührung sind ein Beispiel eines reflektierten Vorgehens mit dem eigenen Fühlen und Spüren oder in analytischer Terminologie mit Übertragung und Gegenübertragung. Wir als Therapeut*innen sind immer in der Situation mit drin, was die Bedeutung der Selbstreflexion und körperorientierten Selbsterfahrung der Therapeut*innen unterstreicht.

Für mich überraschend war, dass er in seinen technischen Ausführungen eine Phänomenologie von Grundaffekten anbietet, die sehr nah am existenziell-phänomenologischen Denken sind. Aus dieser Phänomenologie leitet Peter Geißler in der Folge ab, wie ein körperpsychotherapeutisches Vorgehen über Atmung, Körperwahrnehmung, Berührung und Bewegung aussehen könnte, und er versteht den Prozess – zur Freude humanistisch-existenzieller Kolleg*innen – immer als ein dialogisches Geschehen. Darin sind sehr erhellende Impulse für die Praxis enthalten.

Peter Geißler verweist darauf, dass ein offenes Setting nicht schon eine Garantie für produktive affektive Prozesse darstellt. Eine Feststellung, die ich nur unterstreichen kann: Es braucht ein hohes Maß an Abstimmung –

mit der Struktur der Patient*innen, im Timing, und es benötigt fachliche Qualifikationen samt der Bereitschaft, sich auf das prozessuale Vorgehen im Sinne lebendiger Bewegung einzulassen. Das Buch ist eine Navigationshilfe, um in diesem Prozess das stimmige Vorgehen zu erspüren. Peter Geißlers Zugang besteht darin, sich selbst, die Patient*innen und die Situation immer wieder neu zu sehen und zu verstehen. Diese prozessuale Haltung impliziert nebenbei eine Offenheit für verschiedene psychotherapeutische Perspektiven, die wohltut. Meinen eigenen Blick hat das Werk geweitet, angeregt und im besten Sinne inspiriert.

Markus Angermayr

Einführung

Das erste Buch zur psychodynamischen Körperpsychotherapie (Geißler, 2023) stellte die Grundlagen eines offenen therapeutischen Settings vor. Es beschrieb, wie Wahrnehmung, Bewegung und therapeutisches Handeln in den Kontext der körperlichen Erfahrung der Patient:innen eingebettet sind. Diese ersten Schritte führten zu einem erweiterten Verständnis der therapeutischen Beziehung – nicht nur auf sprachlicher Ebene, sondern auch durch direkte körperliche Erfahrung.

Der nun in diesem Buch vorgestellte *zweite Blick* führt die Entwicklung weiter und befasst sich mit den komplexeren und auf den ersten Blick nicht unmittelbar fassbaren Dimensionen körperpsychotherapeutischer Prozesse. Tatsächlich erschließt sich das Wesen der psychodynamischen Körperpsychotherapie erst nach und nach – es ist nicht leicht in wenigen Worten zu erklären, sondern wird in der differenzierten Reflexion konkreter Fallbeispiele erfahrbar. Gerade das Durchdenken von Patient:innen-Beispielen in ihrer ganzen Vielschichtigkeit offenbart die tiefere Logik dieser Arbeitsweise.

Dabei sollten wir mittlerweile über den Punkt hinaus sein, beweisen zu müssen, dass der Körper in der Psychotherapie eine zentrale Rolle spielt. Es sollte nicht mehr darum gehen, seine Bedeutung zu legitimieren, sondern darum, das »körperbezogene Intervenieren« in seiner vollen Tragweite kritisch zu reflektieren. Teilweise zeigt sich das Körperliche in der Therapie in Form von *Enactments*[1], die in der therapeutischen Situation auftreten. Diese Enactments können zunächst als Störungen wahrgenommen werden, doch gerade hier setzt die eigentliche Arbeit an: Es gilt, sich mit diesen Phänomenen auseinanderzusetzen und sie in den therapeutischen Prozess

1 Unter Enactments versteht man unbewusste, also nicht absichtlich angesteuerte Handlungsdialoge zwischen Patient:in und Therapeut:in.

zu integrieren. »Wer sich nicht verwickeln lässt, der spielt keine Rolle« – dieser Satz beschreibt treffend, wie wesentlich es ist, sich als Therapeut:in auf diese körperlich geprägten Interaktionsprozesse einzulassen (vgl. ebd., S. 92). Wir sollten daher differenziert analysieren, auf welche Weise das Körperliche in die Beziehung hineinwirkt und wie es sich organisch mit dem Sprachlichen verbindet.

Die psychodynamische Körperpsychotherapie ist eine von mehreren Ansätzen innerhalb der körperpsychotherapeutischen Tradition. Ihr wesentliches Merkmal ist die Einbettung in die psychoanalytische Denkweise, insbesondere mit Bezug auf die Säuglings- und Kleinkindforschung (vgl. Mertens, 2012). Die Arbeit mit körperlichen Prozessen ereignet sich nicht isoliert, sondern stets im Kontext unbewusster Dynamiken und Beziehungsphänomene.

Neben der psychodynamischen Ausrichtung gibt es weitere körperpsychotherapeutische Ansätze mit unterschiedlichen theoretischen und methodischen Schwerpunkten. Ein Beispiel ist das *Focusing*, das den Körper als Träger impliziten Wissens begreift. Focusing, ein von Eugene Gendlin (1994, 2016, zit. n. Angermayr 2024, S. 16) entwickeltes Verfahren, beruht auf der Idee, dass innere Erlebensprozesse nicht nur kognitiv, sondern vor allem über körperlich gespürte Bedeutungen zugänglich sind. Der zentrale Begriff des »Felt Sense« beschreibt dabei eine vage, zunächst schwer fassbare körperliche Empfindung, die als Schlüssel zur Klärung innerer Prozesse dient. Indem sich eine Person auf diesen körperlichen Eindruck einlässt und ihm Zeit gibt, sich weiterzuentwickeln, entsteht ein natürlicher Veränderungsprozess. Dieser Zugang ermöglicht es, unbewusste oder noch nicht symbolisierte Erfahrungen bewusst werden zu lassen, ohne sie vorschnell interpretieren zu müssen. Der Ansatz legt den Schwerpunkt meinem Verständnis nach weniger auf regressive Prozesse als vielmehr auf eine ressourcenorientierte Arbeit mit körperlichen Empfindungen. Körperliche Aufmerksamkeit bedeutet hier, einen inneren Stimmigkeitsprozess anzuregen und den Körper als Quelle intuitiver Erkenntnisse zu nutzen.

Ein weiterer Zugang ist die *Bioenergetische Analyse* (Lowen, 1981a–c), mit der ich durch langjährige Eigenerfahrung – sowohl als Patient, Lehranalysand als auch Therapeut – vertraut bin. In diesem Buch werde ich sie stellenweise vergleichend heranziehen, um Unterschiede und Gemeinsamkeiten zu verdeutlichen. Während die bioenergetische Arbeit den Fokus auf körperliche Ausdrucksformen, Energieflüsse und charakterliche Panzerungen legt, folgt die psychodynamische Körperpsychotherapie einer anderen Herangehensweise. Die Vergleiche im Buch sind nicht wertend gemeint – meine Erfahrungen mit der Bioenergetischen Analyse waren prägend, auch wenn sich meine heutige Arbeitsweise gewandelt hat. Diese Vielfalt körperpsychotherapeutischer Ansätze macht deutlich, dass es nicht die eine Methode gibt, sondern ein breites Spektrum an Möglichkeiten, den Körper in psychotherapeutische Prozesse zu integrieren. Gemeinsam ist allen die Anerkennung der körperlichen Dimension als zentrale therapeutische Ressource – auch wenn das Gespräch eine wesentliche Rolle spielt.

Seit der Veröffentlichung des ersten Buchs hat sich dieses Projekt weiterentwickelt. In der kontinuierlichen Zusammenarbeit mit Student:innen der Wiener Sigmund Freud PrivatUniversität, die meine Frau Christine Geißler und ich seit 2016 in psychodynamischer Körperpsychotherapie fortbilden, aber auch mit der Kollegenschaft des Steißlinger Kreises und seinem österreichischen Pendant, dem »Kreis«, wurde der lebendige Dialog weitergeführt. Zu nennen sind ebenso André Sassenfeld und Jörg Scharff sowie seit 2022 auch Markus Angermayr. Ihnen allen verdanke ich wertvolle Impulse, neue Perspektiven und bereichernde Diskussionen, die meine eigene Arbeit und mein Denken nachhaltig geprägt haben. Der offene, tiefgehende Austausch mit ihnen war für mich nicht nur eine fachliche, sondern auch eine persönliche Bereicherung, die ich sehr schätze. Aus diesen Gesprächen entstand allmählich der Wunsch nach einer vertieften Auseinandersetzung mit den angerissenen Themen.

Dieses Buch behandelt zentrale Fragen der körperpsychotherapeutischen Praxis: Wie kann das körperliche Erleben von Patient:innen differenzierter begleitet werden? Welche Rolle spielt die Affektregulation im körperpsychotherapeutischen Prozess? Wie verändert sich die Übertragungs- und Gegenübertragungsdynamik im offenen Setting? Welche diagnostischen Überlegungen sind für die Arbeit am Körperselbst entscheidend? Und welche Herausforderungen entstehen, wenn sich Patient:innen mehr über ihren Körper als über Sprache ausdrücken? Die psychodynamische Körperpsychotherapie betrachtet den therapeutischen Prozess nicht als Aneinanderreihung einzelner Interventionen, sondern als umfassende methodische Herangehensweise. Sie zielt auf die strukturelle Veränderung unbewusst wirksamer Muster und die Integration präreflexiver somatischer Erfahrungen in das narrative Selbstverständnis der Patient:innen. Ein eigenes Kapitel am Ende des Buchs führt die Überlegungen im Hinblick auf die psychodynamische Arbeit im Gruppensetting fort.

Ebenso wie das Einführungsbuch ist auch diese Fortsetzung methodenübergreifend angelegt und richtet sich an Kolleg:innen aller psychotherapeutischen Schulen. Mein Anliegen war es, eine Sprache zu finden, die diesen offenen Zugang ermöglicht und verschiedene Perspektiven miteinander in Dialog bringt. Mein eigener Hintergrund ist psychodynamisch, doch meine Haltung spiegelt sich in einer abgewandelten Formulierung von Peter Fürstenau (2007) wider: »Psychodynamisch verstehen, prozesshaft denken, körperbezogen intervenieren«.

Das Buch richtet sich an jene, die sich bereits mit dem Thema befasst haben und nun tiefer in die körperpsychotherapeutische Praxis eintauchen möchten. Es lädt dazu ein, mit einer forschenden, neugierigen Haltung in den Erfahrungsraum des Körpers einzutauchen. In der therapeutischen Arbeit gibt es keine abschließenden Antworten – vielmehr müssen wir uns immer wieder aufs Neue erfahrungsbereit machen.

Beim Verfassen dieses Buchs habe ich punktuell auf ein KI-basiertes Sprachmodell (ChatGPT 4o) zurückgegriffen – nicht als Autor, sondern als Reflexionspartner. Die KI diente mir vor allem zur Überprüfung der logischen Konsistenz meiner Argumente, zur Einschätzung der Nachvollziehbarkeit meiner Gedankengänge sowie zur Klärung begrifflicher Kohärenz im Textaufbau. Alle inhaltlichen Überlegungen, Formulierungen und Bewertungen stammen von mir als Autor; die KI wurde ausschließlich unterstützend eingesetzt, vergleichbar mit einer digitalen Kommentarfunktion im Denkprozess. Die Autorenschaft des Textes liegt also uneingeschränkt bei mir.

Ich spreche von Patient:innen und nicht von Klient:innen, weil sich Menschen an uns wenden, die leiden, was sich im lateinischen Wort *patiens* wiederfindet: leidend, erduldend. Ich spreche von Körper und nicht, wie manche das tun, von Leib, weil Körper und Körperpsychotherapie die international meistverwendeten Begriffe sind. Zur Klarstellung: Auch wenn der Körper ein »Objekt« sein kann und wir daher auch einen Körper »haben« können, befassen wir uns in der Körperpsychotherapie mit dem Körper aus der Perspektive des Körpererlebens und der Körpererfahrung. Die Schreibweise wird in folgender Weise gegendert: die Patient:in. Sofern spezifische Geschlechterzuordnungen eine Rolle für die jeweilige Vignette spielen, wird dies gesondert vermerkt (w, m).

Grundlegendes

Theoretische Einordnung

Wie bereits im Einführungsbuch war es mir auch dieses Mal wichtig, meine Überlegungen praxisnah zu formulieren. Daher wird auf Grundlagentheorie nur begrenzt eingegangen. Dies geschieht nicht, weil Theorie unwichtig wäre – das Gegenteil ist der Fall –, sondern weil es bereits umfassende Schriften dazu gibt (Geißler, 2001, 2009, 2012, 2017, 2025; Geißler & Heisterkamp, 2007, 2013; Geißler & Sassenfeld, 2013; Kuck, 2023; Willerscheidt, 2018) und das vorliegende Buch handlich sein sollte. Es folgt daher an dieser Stelle nur eine sehr kompakte Übersicht:

Die psychodynamische Körperpsychotherapie verortet sich an der Schnittstelle zwischen psychoanalytischer Theoriebildung, entwicklungspsychologischer Forschung und körperbezogenen Interventionstechniken. Sie basiert auf der Einsicht, dass psychische Prozesse nicht isoliert im kognitiv-sprachlichen Raum verankert sind, sondern immer auch körperlich erlebt und kommuniziert werden. Dieses Verfahren erweitert die klassische Psychoanalyse, indem es die somatische Dimension nicht nur als Manifestation unbewusster Konflikte betrachtet, sondern als eigenständige, interaktiv wirksame Ebene therapeutischer Veränderungsprozesse anerkennt.

Die Wurzeln dieses Ansatzes reichen zurück zu Sigmund Freuds Konzept des Körpers als Träger psychischer Organisation. Freud (1923) erkannte, dass das Ich »vor allem ein körperliches« ist, doch blieb diese Einsicht in der klassischen psychoanalytischen Praxis eher abstrakt. Erst mit den Arbeiten von Sándor Ferenczi (1931) und Wilhelm Reich (1945) wurde der Körper explizit in die psychoanalytische Behandlung einbezogen. Reichs Ansatz betonte die energetische Dynamik des Körpers, während Ferenczi eine flexible Technik entwickelte, die körperliche Nähe und Regression als therapeutische Faktoren berücksichtigte. Diese frühen Impulse führten über Umwege zur heutigen psychodynamischen Körperpsychotherapie, die weniger von einer energetischen als vielmehr von einer beziehungs- und affektregulatorischen Perspektive geprägt ist. Damit knüpft sie an die Tradition des psychoanalytischen Verstehens an, indem sie das Unbewusste nicht nur über Sprache, sondern auch über den Körper lesbar macht.

Die entwicklungspsychologische Forschung, insbesondere die Säuglingsforschung von Daniel Stern (1991, 1992, 1998, 2005, 2011), Beatrice Beebe und Frank Lachmann (2002), hat maßgeblich zur theoretischen Fundierung der psychodynamischen Körperpsychotherapie beigetragen. Sterns Konzept des präverbalen Selbstempfindens[2] zeigt, dass wesentliche Erfahrungen der frühen Kindheit nicht in Form narrativer Erinnerungen, sondern als implizites Beziehungswissen gespeichert werden (vgl. dazu auch Geißler, 2022, S. 426ff.). Dieses Wissen ist vorwiegend körperlich organisiert und äußert sich in Haltungen, Spannungsmustern und affektiven Reaktionsweisen. Der therapeutische Prozess zielt daher darauf ab, diese körperlich verankerten Muster nicht nur kognitiv zu reflektieren, sondern sie durch neue interaktive Erfahrungen zu modifizieren. In diesem Sinne ist das prozesshafte Denken zentral für die therapeutische Arbeit: Veränderungen geschehen nicht abrupt, sondern entfalten sich in der feinen Abstimmung zwischen impliziten Körpererfahrungen und bewusster Reflexion.

Hier setzt der Begriff der *Lebensbewegung* (Adler, 1926, S. 137) an, der von uns (Geißler & Heisterkamp, 2007) aufgegriffen wurde. Er beschreibt dynamische Einheiten von Erleben und Handeln, die nicht in mentale oder körperliche Bestandteile zersplittert werden sollten, sondern als Ausdruck der Einheit psychischer, körperlicher und interaktiver Prozesse verstanden werden müssen. Die therapeutische Arbeit fokussiert daher nicht nur auf sprachlich artikulierte Inhalte oder körperliche Signale isoliert, sondern auf das fließende Zusammenspiel von Bewegung und Bedeutung im intersubjektiven Feld. Die Lebensbewegung verweist dabei auf den stetigen Veränderungsprozess, in dem das Selbst nicht als feste Struktur, sondern als

2 In der Reihenfolge ihres Auftretens unterscheidet Stern in dieser Hinsicht ein auftauchendes Empfinden von sich selbst, ein Kernselbstempfinden und ein intersubjektives Selbstempfinden. Auf der Grundlage der modernen Haptikforschung (Grunwald, 2017) ist davon auszugehen, dass Vorläufer dieses Selbstempfindens bereits vorgeburtlich angelegt werden.

ein sich entwickelndes Bewegungsmuster erscheint – eine »Bewegung, die Form geworden ist«.

Ein zentraler Aspekt dieser Arbeit ist das Konzept der *Intersubjektivität*. Die therapeutische Beziehung wird nicht mehr primär als Übertragungsstruktur verstanden, sondern als ein dynamisches, wechselseitiges System, in dem Patient:in und Therapeut:in gemeinsam Bedeutungen konstruieren. Die therapeutische Haltung ist dabei von Resonanz geprägt: Die Therapeut:in nimmt nicht nur sprachliche Inhalte auf, sondern reagiert auf die körperlichen Ausdrucksformen der Patient:in mit feinen, oft unbewussten Gegenbewegungen. Diese Resonanzbewegungen sind Ausdruck einer geteilten Lebensbewegung, in der sich implizite Muster der Patient:in in der Beziehungsgestaltung fortsetzen und durch neue Interaktionsprozesse transformiert werden können. Hier zeigt sich die Bedeutung des körperbezogenen Intervenierens: Therapeutische Veränderung findet nicht allein durch Deutung statt, sondern durch das aktive Aufgreifen und Bearbeiten der körperlichen Signale der Patient:in.

Die nicht-lineare Dynamik von Interaktionen wird in der psychodynamischen Körperpsychotherapie als entscheidend betrachtet. Beebe und Lachmann (2002) haben gezeigt, dass dyadische Austauschprozesse auf mikroanalytischer Ebene eine hohe Variabilität aufweisen. Kleine Veränderungen in der Körperhaltung, der Atmung oder dem Bewegungsrhythmus können tiefgreifende Auswirkungen auf das affektive Erleben haben. Im therapeutischen Kontext bedeutet dies, dass Veränderung nicht allein durch Einsicht geschieht, sondern durch das kontinuierliche Erleben neuer Abstimmungsprozesse. Die Lebensbewegung bildet hier den zentralen Hintergrund dieses Prozesses: Sie verweist auf die unablässige Verwandlung und Entwicklung des Selbst in Beziehung – ein Geschehen, das sich nicht auf statische Zustände reduzieren lässt, sondern nur in der Dynamik des Erlebens und Handelns begriffen werden kann. Der Körper wird hier nicht nur als Medium des Ausdrucks betrachtet, sondern als aktiver Akteur im Beziehungsprozess.

Die therapeutische Technik der psychodynamischen Körperpsychotherapie zeichnet sich durch eine hohe Flexibilität aus. Während klassische psychoanalytische Verfahren häufig eine distanzierte, beobachtende Haltung einnehmen, ist in der psychodynamischen Körperpsychotherapie eine aktive Einlassung gefordert. Dies bedeutet jedoch nicht eine unkontrollierte Selbsteinbringung, sondern eine präzise regulierte Form der Interaktion, die sowohl affektive Teilnahme als auch analytische Reflexion umfasst. Ferenczis Idee der *elastischen Technik* (1931) kommt diesem Zugang besonders nahe, da sie den therapeutischen Rahmen als flexibel und individuell aushandelbar betrachtet. Das Setting wird nicht starr vorgegeben, sondern entsteht aus der Interaktion zwischen Patient:in und Therapeut:in.

Ein weiteres zentrales Konzept ist das der *verkörperten Gegenübertragung*. Während in der klassischen Analyse die Gegenübertragung vorwiegend als emotionale Reaktion auf die Patient:in verstanden wurde, erweitert die psychodynamische Körperpsychotherapie diesen Begriff um somatische Dimensionen. Die Therapeut:in nimmt körperliche Resonanzen wahr, die oft unbewusst Signale der Patientengeschichte spiegeln. Diese verkörperten Antworten dienen als diagnostisches und interaktives Instrument, um präreflexive Erfahrungen der Patient:in aufzunehmen und in eine bewusste therapeutische Verarbeitung zu überführen. In diesem Sinne ist die Lebensbewegung nicht nur ein theoretisches Konstrukt, sondern auch eine Methode der Wahrnehmung: Sie erlaubt es, Veränderungsprozesse nicht als isolierte Interventionen zu betrachten, sondern als fortlaufende Bewegungen im therapeutischen Raum, in denen sich Erleben und Körperausdruck stetig neu formen.

Die psychodynamische Körperpsychotherapie bewegt sich damit auf einem Kontinuum zwischen klassischer psychoanalytischer Technik und erfahrungsbasierten körperorientierten Methoden. Sie verbindet tiefenpsychologische Konzepte mit einer unmittelbaren Arbeit am Körperselbst. Das Ziel ist nicht nur die kognitive Einsicht in unbewusste Prozesse, sondern deren tatsächliche Transformation auf der Ebene der somatischen Erfahrung. *Psychodynamisch verstehen, prozesshaft denken, körperbezogen intervenieren* – diese 3 Grundprinzipien durchziehen den gesamten therapeutischen Prozess und bilden die theoretische wie praktische Basis dieses Ansatzes. Die Integration des Konzepts der Lebensbewegung vertieft diese Perspektive, indem sie verdeutlicht, dass therapeutische Veränderung weniger ein punktuelles Ereignis als vielmehr ein fortlaufender, lebendiger Prozess ist.

Zwischen Erleben und Verstehen: Der Raum der therapeutischen Reflexion

In der psychotherapeutischen Praxis stehen wir vor einem grundlegenden Paradoxon: Die unmittelbare Erfahrung, die wir zu verstehen suchen, ist in ihrem Wesen unteilbar und entzieht sich jeder Kategorisierung. Was uns im Bewusstsein erscheint, präsentiert sich als einheitliches Erleben – ein ganzheitlicher Strom von Empfindungen, Gedanken und Gefühlen, der in seiner Komplexität kaum zu fassen ist.

Doch selbst in der phänomenologischen Betrachtung, die gerade diese unmittelbare Erfahrung ins Zentrum stellt, können wir nicht umhin, auf Kategorien zurückzugreifen. Nicht unbedingt im Moment des Erlebens oder des ersten Nachdenkens darüber – denn unser Denkprozess selbst verläuft oft assoziativ und sprunghaft, folgt keinem systematischen Schema. Aber spätestens wenn wir versuchen, dieses Denken in Sprache zu fassen und schließlich in eine schriftliche Form zu gießen, zerbricht diese Ganzheitlichkeit des Erlebens.

Mit dem Übergang zur Sprache und insbesondere zur Schrift unterwerfen wir uns der Linearität des zeitlichen Nacheinanders. Wir lösen auf, was gleichzeitig erfahren wurde, und reihen es aneinander – denn anders könnten wir das Erfahrene kaum mitteilen. Seit der Erfindung des Buchdrucks hat sich diese Form der Wissensvermittlung als unser primäres Medium durchgesetzt, mit all seinen Vorzügen und Begrenzungen. Durch die Digitalisierung und insbesondere den jüngsten Aufstieg von KI-Sprachmodellen haben sich die Möglichkeiten, Wissen miteinander zu teilen, explosionsartig vervielfacht und die traditionellen Grenzen der linearen Schriftkommunikation in vielerlei Hinsicht aufgebrochen, indem sie neue, dynamische und interaktive Formen des Austauschs ermöglichen, die Wissen nicht nur schneller verbreiten, sondern auch in Echtzeit vernetzen.

Ähnlich verhält es sich mit der Diagnostik in der Psychotherapie: Sie ist der Versuch, einen fließenden, sich stetig wandelnden Lebensvollzug in feste Begriffe zu überführen – und doch bleibt diese Einordnung zwangsläufig unvollständig. Jede Diagnose ist eine vorläufige Annäherung, eine Momentaufnahme, die das lebendige Ganze nie vollständig erfassen kann. Gerade in der psychoanalytischen Arbeit bewegen wir uns in einem Spannungsfeld zwischen Offenheit für das Unbewusste und der Notwendigkeit, Hypothesen zu formulieren. Diese Hypothesen sind nicht als starre Wahrheiten zu verstehen, sondern als Arbeitsmodelle, die helfen, Orientierung zu schaffen und das therapeutische Geschehen vor einem diffusen Zerfließen zu bewahren.

Die Einführung des Begriffs der *Lebensbewegung* erlaubt es, diesen Prozess in seiner Dynamik zu erfassen: Sie verweist auf das fortlaufende Wechselspiel zwischen Erleben, Handeln und Reflexion – ein Geschehen, das sich nicht in statischen Diagnosen oder endgültigen Begrifflichkeiten erschöpfen kann. Vielmehr geht es darum, therapeutische Prozesse als bewegliche Muster zu begreifen, die sich im Kontakt mit dem Anderen stetig weiterentwickeln. Die Lebensbewegung verdeutlicht, dass sich Identität nicht als feststehende Struktur konstituiert, sondern als ein kontinuierlicher Formungsprozess, der sich in der therapeutischen Beziehung abbildet.

Wir denken wie Wissenschaftler:innen in Hypothesen, in denen wir versuchen, das bisher vorhandene Wissen zu integrieren, aber wissen, dass eine Hypothese immer nur etwas Vorläufiges ist und irgendwann von einer besseren Hypothese ersetzt wird. Indem wir immer wieder zwischen Unmittelbarkeit und Struktur, zwischen intuitivem Erfassen und sprachlicher Fixierung pendeln, wird der therapeutische Raum zu einem Ort des lebendigen Denkens – oder anders gesagt: zu einem Raum der Lebensbewegung, in dem sich Erleben und Reflexion wechselseitig beeinflussen, ohne jemals zur endgültigen Ruhe zu kommen.

Die Herangehensweise *Auf den zweiten Blick* verweist genau auf diesen Prozess: Was sich im ersten Moment der Begegnung zeigt, enthüllt oft erst in der wiederholten, vertieften Betrachtung seinen eigentlichen Gehalt. Dieser zweite Blick erfordert ein kontinuierliches Oszillieren zwischen verschiedenen Erkenntnisebenen, wie es auch im Untertitel *Psychodynamisch verstehen, prozesshaft denken, körperbezogen intervenieren* zum Ausdruck kommt. Wir bewegen uns fortwährend zwischen analytischer Distanz und empathischem Eintauchen, zwischen theoretischer Reflexion und unmittelbarer Interaktion, zwischen gedanklicher Erfassung und körperlicher Wahrnehmung. Dieses Pendeln ist kein Mangel an Klarheit, sondern vielmehr die adäquate Antwort auf die Komplexität menschlichen Erlebens, das sich niemals in einer einzigen Perspektive oder Methodik erschöpfend erfassen lässt. Der therapeutische Prozess verlangt dieses Oszillieren als kreativen Akt, der immer wieder neu vollzogen werden muss – ein bewegliches Gleichgewicht zwischen Struktur und Offenheit.

Die Lebensbewegung beschreibt genau diese Spannung: Sie verweist auf den fortwährenden Fluss von Erfahrung und Veränderung, der im therapeutischen Raum bewusst wahrgenommen und gestaltet wird. In der psychodynamischen Körperpsychotherapie bedeutet dies, sich nicht mit einer einzigen Deutung oder einer feststehenden Intervention zu begnügen, sondern den Prozess in seiner unaufhörlichen Wandlung zu begleiten und neue Möglichkeiten des Erlebens zu eröffnen.

Diese Spannung zwischen dem Unteilbaren der Erfahrung und der Notwendigkeit der Strukturierung ist unauflösbar. Ohne Strukturen – sei es die Struktur der Sprache, diagnostischer Kategorien oder therapeutischer Hypothesen – wäre eine Verständigung und das Teilen von Inhalten nicht in der Form möglich, wie wir es in der psychotherapeutischen Arbeit benötigen. Die Kunst liegt vielleicht darin, diese Strukturen als notwendige Hilfsmittel zu begreifen, ohne ihnen eine absolute Gültigkeit zuzuschreiben – sie als vorläufige Orientierungspunkte zu nutzen auf dem Weg zu einem tieferen Verständnis, das sich der unmittelbaren Erfahrung wieder annähert.

In der psychodynamischen Körperpsychotherapie wird diese Herausforderung besonders deutlich, da hier die körperliche Dimension des Erlebens hinzukommt – eine Ebene, die sich der sprachlichen Erfassung noch stärker entzieht als das Gedankliche. Dennoch müssen wir auch hier den Versuch wagen, vom Wahrnehmbaren ins Verstehbare zu gelangen, von der Oberfläche in die Tiefe zu dringen, ohne dabei den Respekt vor der Komplexität und Unergründlichkeit des psychotherapeutischen Geschehens zu verlieren. Die Lebensbewegung bildet hierbei das verbindende Element: Sie erlaubt es, das körperliche Erleben nicht als isolierte Kategorie, sondern als integralen Bestandteil der therapeutischen Beziehung zu betrachten. Das Ziel ist nicht, Bewegung in starre Begriffe zu pressen, sondern sie in ihrer Dynamik wahrzunehmen und in einen Prozess der Co-Kreation mit der Patient:in zu überführen – ein unaufhörlicher Austausch, der sich in jedem Moment neu gestaltet.

Klinische Beispiele

Erstes Beispiel

Ich schildere zunächst nochmals den Sitzungsverlauf aus dem zweiten Therapiejahr mit einer Patientin (w) aus dem ersten Buch (Geißler, 2023, S. 29f.), einer jungen Frau mit Spannungsgefühlen im Unterbauch. Sie sagt von sich: »Ich kann nicht loslassen!« Sie beschreibt körperliche Anspannungen, besonders in Schultern und Unterkiefer, sowie eine Traurigkeit, der sie sich aber nicht hingeben möchte.

Die Patientin berichtet in den letzten Stunden immer wieder über eine Übelkeit, über ein Anspannungsgefühl im Unterbauch. Sie könne nicht loslassen, wiederholt sie immer wieder, und unsere Versuche, sich diesen körperlichen Missempfindungen auf verbalem Weg zu nähern, gehen mehr oder weniger ins Leere.

Als sie über eine aktuelle Erfahrung mit einer Kollegin spricht, sagt sie, anscheinend müsse sie körperliche Beschwerden haben, um sich in den Mittelpunkt stellen zu können, das mache sie traurig. Ich merke an ihrem Augenausdruck, dass die Traurigkeit innerlich für sie spürbar zu werden scheint, und frage sie, ob das, was sie gerade fühle, in Richtung eines Loslassens gehe, was sie verneint. Sie stellt klar, sie reiße sich gerade zusammen. Gefragt, *wie* sie das denn mache, sich zusammenzureißen, erklärt sie mir, sie spanne sich in ihren Schultern und im Unterkiefer an, und sie halte ihre Atmung an. Ihr ganzer Körper fühle sich im Moment angespannt an. Besonders ihr Magen verkrampfe sich.

Mein Vorgehen folgt nun dem Versuch, über die Zentrierung auf das Körperliche vielleicht doch einen Weg zu finden, etwas loslassen zu können, zumal die Traurigkeit in ihrer Mimik durchaus erkennbar war. Ich folge die nächsten Minuten ihren körperlichen Empfindungen, bis sie schließlich sagt, sie wolle nicht weinen. Gefragt nach dem Grund dafür sagt sie, ihre Erfahrung sei, dass das Ausdrücken starker Emotionen nichts bringe, damit habe sie nie etwas erreicht, mit Vernunft aber schon.

Gefragt, ob sie denn glaube, dass das Nachdenken über ihre körperlichen Missempfindungen ihr dabei helfen werde, diese besser steuern zu lernen, bejaht sie. Sie wisse jedoch, dass hinter ihren körperlichen Empfindungen Emotionen stehen würden. Das sei ihr klar, doch könne sie einfach nicht loslassen.

Gefragt, ob sie sich auf ein Experiment einlassen würde, bejaht sie. Ich schlage ihr vor, sie möge, anstatt dem Gefühl der Traurigkeit nachzugeben, versuchen, eine Gegenbewegung dazu zu suchen und vielleicht, wenn es stimme, dabei ein klein wenig intensiver ein- und auszuatmen. Sie könne während dieses Experiments in ihrem Stuhl sitzen bleiben und die Augen schließen oder offenhalten, je nachdem, was ihr stimmiger vorkomme.

Sie lässt sich auf das Experiment ein, und während der folgenden Minute, in der sie bei geschlossenen Augen in sich hineinspürt, schweige ich und warte ab. Sie findet keine Gegenbewegung, doch kann ich erkennen, dass ihre Augenoberlider feinschlägig zu zittern beginnen. Sie meldet mir zurück, ihr Pulsschlag habe sich erhöht, sie habe Herzklopfen. Da sei eine Angst vor etwas Unkontrollierbarem, sie wisse aber nicht was. Sie fühle sich irgendwie offen und schutzlos.

Auf den ersten Blick

Damals habe ich den Verlauf wie folgt analysiert (ebd., S. 30):

Ich orientiere mich in dieser Episode weitgehend an der Entwicklung des körperlichen Geschehens. Den sich entwickelnden Verlauf begleite ich. Auf andere Interventionen verzichte ich. Ein solches Vorgehen entspricht der therapeutischen Arbeit am Körperselbst.

Ausgangspunkt für das Experiment ist das von ihr berichtete Gefühl der Traurigkeit und die darauf folgende Abwehrbewegung, das Zusammenreißen. Das Experiment besteht nun im Wesentlichen darin, einen Suchprozess einzuleiten, indem der Körper gleichsam

»befragt« wird: Was im körperlichen Bereich gehe in Richtung von »loslassen« bzw. »öffnen« und was gehe in Richtung des beschriebenen »Zusammenreißens« bzw. »Verschließens«. Ich versuche dabei die richtige *Dosis* zu finden. Ihr beginnendes Herzklopfen deutet mir an, dass sich eine emotionale Erregungssteigerung in Gang befindet und sie vermutlich bald an eine Grenze gelangen wird. Das bestätigt sich dann auch, indem sie ausdrückt, sie fühle sich nun zugleich offen und schutzlos. Ihre Angst scheint gerade noch erträglich zu sein.

Deutlich wird hier, dass sich Emotionen in dieser Art der Arbeit (ein wichtiges Element war die Aufforderung, tiefer zu atmen) rasch intensivieren können, vorausgesetzt, die Patientin ist dazu bereit.

Ich tue nichts, um die Aufmerksamkeit der Patientin von ihren Körperempfindungen wegzulenken. Ich frage beispielsweise nicht nach Fantasien, die ihr womöglich gekommen sind, oder nach Gedanken, die ihr womöglich durch den Kopf gegangen sind. Ich greife auch nicht die berichtete Episode mit der Kollegin auf und exploriere sie weiter. Ich bringe auch nicht die Übertragung zu mir ins Spiel. Ich konzentriere mich auf die Arbeit am Körperselbst …

Auf den zweiten Blick

Zunächst ergänze ich lebensgeschichtliche Details, um den Blick auf die Patientin zu erweitern. Sie wuchs in einer deutschen Arbeiterfamilie auf, ihre Eltern waren der Schilderung der Patientin nach eher einfache, wenig reflektierte Menschen, vermittelten ihr jedoch ein basales Sicherheitsgefühl. Das Familienleben war von zahlreichen Konflikten geprägt: zwischen ihrer jüngeren Schwester und ihr, zwischen den Eltern, die häufig miteinander stritten und sich in den Jugendjahren der Patientin trennten, sowie zwischen ihrer Mutter und ihr, wobei es in der Pubertät zu handgreiflichen Auseinandersetzungen gekommen war. Die wichtigste emotionale Bezugsperson war ihr Großvater mütterlicherseits, von dem sie sich bedingungslos geliebt fühlte und dessen Lieblingsenkelkind sie war. Der Tod dieses Großvaters war ein schwerer Verlust für sie und war einer der Gründe, therapeutische Unterstützung zu suchen.

Sie beschrieb die familiäre Situation als geprägt von zwei Parteien: die Mutter und die jüngere Schwester, die einander zugetan wurden, und sie und ihr Vater, der ein schwerer Raucher und zugleich Alkoholiker war. Die Mutter war über viele Jahre Hausfrau, der Vater verbrachte die Zeit nach der Arbeit im Wirtshaus. In der Jugend erteilte ihr die Mutter den Auftrag, sich um ihren alkoholkranken Vater zu kümmern, was sie auch tat, jedoch um den Preis ausgeprägter Ekelgefühle.

Sie war eine tüchtige Person und beruflich erfolgreich als Bankangestellte. Sie war intellektuell begabt und feinfühlig. Sie war eine hübsche und charmante Persönlichkeit, die bei mir rasch große Sympathie auslöste. Ich arbeitete gern mit ihr und sie spürte wohl meine Zuneigung und erholte sich vom Verlust des Großvaters. Sie war eine verletzliche Person, die jedoch gelernt hatte, ihr Verletztheit zu kontrollieren. Genau darin lag ein Problem in unserer therapeutischen Arbeit: Diese war auf intellektueller Ebene produktiv und führte zu bedeutsamen Einsichten, zugleich aber auf emotionaler Ebene wenig tief. Trotz eindeutiger Fortschritte in unserer gemeinsamen Arbeit hatte ich den Eindruck, nicht wirklich unter ihre Abwehr der Intellektualisierung zu gelangen und den Kern ihrer Person, geprägt von großer Verletztheit, zu erreichen.

Oftmals berichtete sie von einer tiefgründigen Trauer, an die sie selbst nicht herankam. Da ich aus der Rolle des Patienten aus eigener Selbsterfahrung und Therapie wusste, dass bei mir selbst in einer durchaus vergleichbaren Konstellation erst der körperliche Zugang einen tiefen emotionalen Öffnungsprozess in Gang zu setzen vermochte, entschied ich mich für die Öffnung des Settings. Auf diese Weise hoffte ich, umgangssprachlich ausgedrückt, einen Zugang zu ihrem »verletzten Kind« zu erlangen, in unserer Fachsprache gesprochen: einen regressiven Prozess in Gang zu setzen.

Diagnostische Überlegungen

Die diagnostische Betrachtung der Patientin erfolgt auf der Grundlage der OPD-2 (Arbeitskreis OPD, 2009), indem ich einige strukturelle Teilaspekte herausgreife, wie die Fähigkeit zur Selbstwahrnehmung, der Affektwahrnehmung, -differenzierung, -regulation und der Affektkommunikation, sowie dominierende Konflikte beschreibe.

Hinsichtlich ihrer Selbstwahrnehmung zeigt sich ein ambivalentes Bild. Einerseits beschreibt sie sich als produktive, erfolgreiche und sozial kompetente Person mit hoher beruflicher Leistungsfähigkeit. Sie besitzt ein gewisses Bewusstsein für ihre Affekte, insbesondere für die Traurigkeit, die sie jedoch nicht fühlen kann und auch nicht will. Dadurch bleibt sie in ihrer emotionalen Tiefung eingeschränkt, gemäß ihrem Wunsch, Gefühle zu kontrollieren. Die Gefühlsregulierung ist übersteuert. Hinter ihrem äußeren Erfolg sind Selbstzweifel erahnbar, die aber nicht offen zutage treten. In der therapeutischen Arbeit äußert sich ein Widerstand gegen emotionale Nähe.

Feststellbar ist eine Angst vor Kontrollverlust, sobald eine tiefere emotionale Öffnung droht. Dies manifestiert sich körperlich – in Form von Missempfindungen im Unterbauch, Verspannungen oder Herzklopfen – als Ausdruck verdrängter Emotionen. Hinsichtlich der beschriebenen strukturellen Teilaspekte weist die Patientin eine mäßig integrierte Struktur auf. Sie funktioniert im Alltag gut, ist beruflich erfolgreich und sozial integriert, jedoch zeigen sich klare Defizite in ihrer Affektregulation sowie in der Fähigkeit, emotional tiefgehende Beziehungen zu gestalten.

Ihr Hauptkonflikt betrifft das Spannungsfeld zwischen Autonomie und Abhängigkeit. Ihre frühen Erfahrungen sind von Widersprüchlichkeit geprägt: Einerseits übernahm sie früh Verantwortung für ihren alkoholkranken Vater, andererseits schien sie in ihrer Kindheit wenig emotionale Unterstützung erhalten zu haben. In der therapeutischen Beziehung manifestierte sich dieser Konfliktbereich als konstantes Auf-Distanz-Bleiben, d. h. als Nähe-Distanz-Konflikt im aktiven Modus. Vereinfacht gesprochen: Sie ließ mich nicht wirklich nah (im konkreten *und* im übertragenen Sinn) an sich heran. Daraus entwickelte sich im Laufe der Zeit die Idee, einen Zugang zu den Tiefenschichten von ihr auf körperpsychotherapeutischem Weg zu versuchen.

Zwei weitere Konfliktthemen waren ebenso erkennbar, wenn auch nicht im gleichen Maß ausgeprägt und in den verschiedenen Lebensbereichen durchgängig erkennbar: ein Kontrollkonflikt und ein Versorgungskonflikt, beide im aktiven Modus. Der Kontrollkonflikt äußerte sich darin, dass es ihr schwerfiel, sich in der therapeutischen Situation emotional zu öffnen, wohingegen sich der Versorgungskonflikt stärker in ihrem familiären Umfeld manifestierte: Sie neigte viel mehr dazu, für andere etwas zu tun, als selbst Hilfe annehmen zu können.

Psychodynamische Hintergrundgedanken

Aus psychoanalytischer Sicht stellt sich zunächst folgende Frage: Habe ich mich in meiner Vorgehensweise am Widerstand der Patientin orientiert? Es ist dies ein wichtiger Gesichtspunkt, der unser Vorgehen von manch anderen körperpsychotherapeutischen Zugängen unterscheidet, aus deren Perspektive wir vermutlich zögerlich vorgehen. In der psychodynamischen Körperpsychotherapie ist es wichtig, Ängste (in diesem Fall Verschmelzungsängste) und Schamgefühle nicht zu überspringen, sondern bewusst zu machen und durchzuarbeiten. Die Widerstandanalyse ist ein zentraler Bestandteil des Vorgehens und wird in der körperbezogenen Arbeit weitergeführt.

Der Widerstand äußerte sich bei der Patientin in ihrem »Zusammenreißen« und ihrem Bestreben, der untergründigen Traurigkeit nicht nachgeben zu wollen. Wiederholte Versuche, die Abwehren gegen die Traurigkeit auf verbalem Weg zu thematisieren, verliefen ins Leere, was die Fähigkeit zur emotionalen Vertiefung betraf. Es wurde der Patientin im Rahmen des beschriebenen Vorgehens Raum gegeben, ihre Reaktionen und Empfindungen selbst zu erkunden, ohne sie zu überfordern. Meine Rolle in dieser Sequenz bestand darin, sie achtsam zu begleiten. Der Fokus des Bemühens richtete sich darauf, die Steigerung ihrer emotionalen Erregung in einem für sie tolerierbaren Rahmen zu halten, geleitet von der Idee, die Abwehr keinesfalls direkt zu durchbrechen, sondern sie »aufzuweichen«. Ich vertraute dabei auf die Erfahrung, dass sich im Zuge des körperlichen Geschehens bei einem behutsamen Vorgehen von selbst ein Rhythmus zwischen Momenten des »Öffnens« und solchen des »Schließen« einstellt, vergleichbar mit dem rhythmischen Wechsel zwischen Einatmen und Ausatmen.

> Die Arbeit am Widerstand stellt ein zentrales Element in der psychodynamischen Körperpsychotherapie dar, da sie den Zugang zu unbewussten Konflikten eröffnet. Das bedeutet nicht, dass der Widerstand in expliziter Weise gedeutet werden muss. In der erfahrungsbetonten Arbeit wird der Widerstand oftmals nicht direkt formuliert, dient aber zugleich als eine Art Richtschnur, um die Ängste und Schamgefühle der Patientin im Auge zu behalten.

Das gewählte Vorgehen entspricht der erfahrungsbasierten Arbeit am Körperselbst, die Emotionen und deren körperliche Manifestationen in den Fokus stellt. Der Verlauf zeigte, dass die Patientin langsam an emotionale Themen herankam, ohne sich über Gebühr zu ängstigen. Durch den experimentellen Ansatz, der sich am Widerstandsgeschehen der Patientin orientierte, gelang es innerhalb der beschriebenen Sequenz, das emotionale Geschehen ein wenig zu vertiefen und die Patientin mit ihren Gefühlen, die sich vornehmlich als körperliche Zustände manifestierten, ein wenig mehr in Verbindung zu bringen. Die nachfolgende verbale Bearbeitung brachte ans Tageslicht, dass es sich bei der gefühlten untergründigen Traurigkeit um eine Kränkung handelte. Die Unterscheidung zwischen Traurigkeit und Kränkung war der Patientin nicht bewusst; es bedurfte einer *sprachlich-deutenden* Intervention meinerseits, um diesen Unterschied für sie nachvollziehbar zu machen.

> Auf Grundlage vieler Analysen, aber auch durch meine Rolle als Supervisor, gelange ich zu der These, dass die Unterscheidung zwischen Traurigkeit als Ausdruck eines Verlusterlebnisses und zwischen Kränkung als Ausdruck einer Selbstwertverletzung oftmals von der erlebten Gefühlserfahrung her nicht zugänglich ist. Der körpererfahrungsbasierte Zugang hat den Vorteil, an derartige Gefühle in der ihnen angemessenen Intensität und Eindrücklichkeit heranzuführen. Der sprachlich-deutende Zugang hat den Vorteil, den Vorgang der Affektdifferenzierung wirkungsvoll zu unterstützen. Eine Stärke der psychodynamischen Körperpsychotherapie liegt darin, sowohl den Zugang zu den Affekten als auch das Nachdenken über die Variationen und Nuancen affektiven Geschehens zu fördern.

Diese Umgangsweise mit Widerständen kann als Teilaspekt der therapeutischen Haltung verstanden werden (vgl. dazu Geißler, 2023, S. 42ff.). Ich habe sie als wachstumsfördernde Grundeinstellung beschrieben, die tief in der Persönlichkeit der Therapeut:in verankert ist und auf einem wertbezogenen Menschen- und Weltbild beruht. Wesentliche Aspekte dieser Haltung umfassen:

> Die therapeutische Haltung in der psychodynamischen Körperpsychotherapie beruht auf einem achtsamen Umgang mit den Ängsten und Schamaspekten der Patient:innen und berücksichtigt Widerstände nicht in konfrontativer, sondern in reflektierender Weise. Sie erfordert das feine Austarieren des therapeutischen Tempos, um im »Window of Tolerance« zu bleiben. Dabei wird die therapeutische Arbeit bewusst kleinschrittig gestaltet, um

Überforderungen zu vermeiden und die Patient:innen behutsam in ihrem Prozess zu begleiten.

In dieser Hinsicht unterscheidet sich die psychodynamische Körperpsychotherapie von der Bioenergetischen Analyse, so wie ich sie in den 1980ern und 90ern »am eigenen Leib« erlebt habe, die von der Grundorientierung her »übungsfreundlicher« und weniger kleinschrittig war.[3]

In der Arbeit mit der Patientin in der dargestellten Sequenz legte ich den Fokus bewusst auf die körperliche Ebene des Geschehens und verzichtete darauf, nach Fantasien oder Gedanken zu fragen oder die Episode mit der Kollegin weiter zu explorieren. Die Konzentration auf das Körperselbst erwies sich in diesem Fall als fruchtbar. Dennoch war die Entscheidung nicht willkürlich, sondern gründete auf einer Einschätzung der Übertragungsdynamik, die sich aus verschiedenen Beobachtungen und Reflexionen speiste, wie körperliche Signale, kooperative Grundeinstellung, Bereitschaft sich mit Widersprüchen auseinanderzusetzen usw. Insgesamt deuteten verschiedene Hinweise darauf hin, dass die Patientin zum Zeitpunkt des Körperexperiments ihre positive Erfahrung mit ihrem Großvater auf mich übertrug.

Körpererfahrungs- oder Handlungsproben im therapeutischen Kontext setzen voraus, dass die therapeutische Beziehung von einer überwiegend positiven Übertragungsdynamik getragen wird und ein stabiles sowie vertrauensvolles Arbeitsbündnis besteht. Ohne diese fundamentale Voraussetzung ist ein solches Vorgehen in der Regel weder zielführend noch angemessen, da es das Risiko birgt, die therapeutische Beziehung zu belasten, die Vertrauensbasis zu erschüttern oder bestehende Abwehrmechanismen zu verstärken, wodurch der therapeutische Prozess insgesamt beeinträchtigt werden könnte. Die setzen ebenso gewisse technische Grundkenntnisse voraus.

Das achtsame, empathische Vorgehen ist dabei nur eine Seite der Medaille. Ebenso notwendig ist es, Patient:innen in geeigneten Momenten taktvoll

---

3 In einer neueren Darstellung der Bioenergetischen Analyse wird der Versuch unternommen, psychodynamische Zusammenhänge stärker zu betonen (Holle & Tasche, 2024).

mit ihren eigenen Anteilen zu konfrontieren. Dieses fein abgestimmte Mischverhältnis zwischen Einfühlung und Konfrontation ist zentral für die psychodynamische Arbeit und entscheidend für den therapeutischen Fortschritt. Manche Analytiker:innen sprechen in diesem Zusammenhang von »technischer Neutralität« – ein Begriff, den ich jedoch für missverständlich halte, da er eine objektivierende, distanzierte Haltung suggeriert, die so in der therapeutischen Praxis nicht existiert. In Wirklichkeit ist es gerade die sensible Balance zwischen empathischem Verstehen und gezielter und dosierter Konfrontation mit eigenen Anteilen, die den therapeutischen Prozess voranbringt. Die Analytiker:innen, die ich kennengelernt habe, waren durchwegs zugewandte Personen – mit der Fähigkeit, sowohl emotionalen Halt zu geben als auch dort, wo es erforderlich war, mich behutsam zu konfrontieren.

Affektive Zugänge[4]

Ein zentraler Aspekt jeder psychodynamischen Psychotherapie ist der Zugang zu den Affekten der Patient:in. Es zeigt sich nicht selten eine Tendenz, dass rein verbale Analysen auf intellektueller Ebene wertvolle Einsichten liefern, emotional jedoch ein wenig oberflächlich bleiben.[5] Die tiefere therapeutische Wirkung entfaltet sich erst dann in einem, wenn Affekte nicht nur reflektiert, sondern in mehr oder weniger vollem Umfang tatsächlich auch erlebt werden. Ich kenne die hier angesprochene Konstellation aus beiden Positionen heraus: aus der des Patienten und aus der des Therapeuten.

> Insbesondere Patient:innen mit tiefen und schwer zugänglichen Kränkungsthemen – teilweise getarnt als »schwer greifbare Trauer« – profitieren in besonderer Weise von der psychotherapeutischen Arbeit im offenen Setting in den sich dadurch schrittweise entfaltenden Regressionszuständen. Besonders in körperpsychotherapeutischen Gruppen und dem für diese Konstellationen typischen regressiven Sog ist es keine Seltenheit, dass

4 In der Psychoanalyse steht der Begriff »Affekt« synonym für »Emotion«.

5 Die Sitzungsfrequenz spielt dabei keine unerhebliche Rolle. Das hochfrequente psychoanalytische Setting ist oftmals deutlich affektintensiver als eine psychoanalytische Therapie bei einer Frequenz von einer Wochenstunde.

> sich das Abwehren dieser Patient:innen situativ einfach auflöst und ein tiefes Weinen die Folge ist – eine in der Regel sehr eindrückliche Erfahrung bei Patient:innen, die sonst kaum weinen.

Durch veränderte Interaktionsformen tauchen Emotionen oft rasch und mit eindrücklicher Intensität auf – nicht selten verknüpft mit Erinnerungen, die auf diesem Weg erstmals spürbar zugänglich werden. Dabei ist es jedoch entscheidend, dass der Zugang zu den Affekten (im Einzelsetting) in einer Weise erfolgt, die Widerstände – etwa in Form von Ängsten oder Schamgefühlen – nicht überspringt. Vielmehr müssen diese respektiert und als Teil des therapeutischen Prozesses verstanden werden. Ebenso ist darauf zu achten, dass die Patient:in nicht von den auftauchenden Emotionen in einer Weise überwältigt wird, die als traumatisch erlebt wird. Die therapeutische Haltung erfordert daher ein sensibles Austarieren zwischen Öffnung und Schutz, sodass sich emotionale Prozesse vertiefen können, ohne die psychische Stabilität zu gefährden.

Zurück zu unserer Patientin. Sie hat Schwierigkeiten, ihre Affekte wahrzunehmen, zu differenzieren und auszudrücken. Während sie kognitiv um ihre Emotionen weiß, bleibt ihr direkter Zugang zu ihnen eingeschränkt. Dies zeigt sich in einer ausgeprägten Kontrolltendenz und affektiven Distanzierung: Intensive Gefühle meidet sie aus Angst vor Kontrollverlust. Stattdessen nimmt sie Emotionen oft nur in Form körperlicher Symptome wie Anspannung, Übelkeit oder Magenkrämpfe wahr.

Ihre Affektdifferenzierung bleibt unscharf. Sie benennt Gefühle wie Traurigkeit, Angst und Scham, kann sie aber nicht klar voneinander trennen. Ihre emotionale Sprache bleibt vage und stark von körperlichen Metaphern geprägt. In der Kommunikation dominiert eine kognitive Distanzierung: Sie reflektiert über Emotionen, bleibt jedoch auf einer rationalen Ebene. Während ihre verbalen Äußerungen zurückhaltend sind, offenbart ihr Körper deutlichere Signale emotionaler Unterdrückung – etwa verspannte Schultern, gehemmte Atmung und Herzklopfen bei emotionaler Aktivierung.

Im Zentrum ihrer Affekte steht unterdrückte Traurigkeit, die eng mit dem Verlust ihres Großvaters verknüpft ist. Parallel dazu zeigt sich eine erhebliche Angst vor Kontrollverlust, die sich in körperlicher Anspannung äußert. Scham entsteht insbesondere dann, wenn sie sich ihrer eigenen emotionalen Bedürftigkeit bewusst wird, während Schuldgefühle mit ihrer früh übernommenen Verantwortung für den alkoholkranken Vater verbunden sind.

Um einen Zugang zu den Affekten der Patientin zu finden, entschied ich mich nach langer rein verbaler Vorarbeit für ein Körperfahrungsexperiment. Da sie ihre Emotionen vor allem über körperliche Symptome äußert, bot sich eine Herangehensweise an, die direkt am Körpererleben ansetzt. Sie wurde angeleitet, eine Gegenbewegung zur empfundenen Traurigkeit zu suchen, bewusst tiefer zu atmen und ihren Körper genauer wahrzunehmen. Während dieser Phase der emotionalen Aktivierung schwieg ich, um ihr Raum für eine eigene Erfahrung zu lassen. Das Ergebnis zeigte sich schnell: Ihre nonverbalen Affektreaktionen verstärkten sich, ihre Augenlider begannen zu zittern, das Herzklopfen nahm zu. Zum ersten Mal wurde für sie selbst ein Gefühl von Offenheit und Schutzlosigkeit spürbar. Es war dies der Beginn eines regressiven Geschehens.[6]

Der gewählte Weg, über Körperarbeit mit Fokus auf Atem und Bewegung zu arbeiten, erwies sich in diesem Experiment als zielführend, um einen emotionalen Öffnungsprozess anzuregen. Entscheidend war, dass Emotionen nun nicht nur kognitiv verstanden, sondern auch körperlich erfahrbar gemacht wurden – jedoch in einem Tempo, das die Patientin nicht überforderte.

> Derartige Körperexperimente sind in der Regel zielführend, wenn die Übertragungssituation positiv ist und die Patient:in neugierig genug ist, ein solches Experiment auch wagen zu wollen. Die diesbezügliche Beurteilung ist bei Patient:innen mit mäßig integrierter Struktur leichter zu treffen als bei solchen mit gering integrierter psychischer Struktur.

Unbewusste Grundüberzeugungen

Unbewusste Grundüberzeugungen sind tief verankerte, meist in der frühen Kindheit erworbene Annahmen über das Selbst, andere Menschen und die Welt. Sie beeinflussen Wahrnehmung, Verhalten und Affektregulation

6 *Regression* ist ein vieldeutiger Begriff (vgl. Geißler, 2001; Mertens & Storck, 2024). Im gegenständlichen Fall könnte man ihn vereinfacht als »Affektualisierung« übersetzen. Körperliche Zustände verbanden sich ansatzweise mit emotionalen Bedeutungen. In Zuständen der Regression kann all dies eher gefühlt als versprachlicht werden.

auf eine Weise, die oft außerhalb des bewussten Erlebens bleibt. Auch bei dieser Patientin lassen sich solche Überzeugungen erkennen, insbesondere in Verbindung mit ihren familiären Erfahrungen und den daraus resultierenden Anpassungsmechanismen.

Eine zentrale Überzeugung, die sich in ihrem Verhalten und ihrer körperlichen Reaktion zeigt, ist der Glaube, dass sie stark sein und ihre Emotionen unter Kontrolle halten muss. Schon früh übernahm sie eine versorgende Rolle für ihren alkoholkranken Vater, was mit Ekel und Überforderung verbunden war. In einem konflikthaften Umfeld lernte sie, eigene Emotionen zurückzustellen, um funktionsfähig zu bleiben. Ihre Mutter erkannte dem Empfinden der Patientin zufolge ihre emotionalen Bedürfnisse als Kind nicht ausreichend an, was sie weiter darin bestärkte, sich selbst zurückzunehmen. In der Tiefe ihrer Seele verbarg sich damit zusammenhängend eine Kränkung; ab und zu blitzte sie in der therapeutischen Situation als schwer greifbare »Trauer« auf.

Diese Grundüberzeugung manifestiert sich auf körperlicher Ebene in chronischer Anspannung, insbesondere im Schulter- und Kieferbereich sowie im Unterbauch. Ihre Atmung ist oft flach und kontrolliert, was als Schutzmechanismus vor emotionaler Überwältigung dient. In Momenten hoher emotionaler Aktivierung erstarrt ihr Körper, als würde er sich gegen das »Loslassen« wehren.

Eng damit verknüpft ist ihre Überzeugung, dass emotionale Nähe gefährlich ist, weil sie zu Abhängigkeit führt. Ihre wichtigste Bindungsperson war ihr Großvater, dessen Tod eine tiefe Wunde hinterließ. Ihr Vater war anscheinend emotional kaum erreichbar für sie, während ihre Schwester in Konkurrenz zu ihr stand und von ihrer Mutter bevorzugt wurde. In ihrer Familie war Nähe häufig mit Spannung, Streit oder Schmerz verknüpft, wodurch stabile und positiv besetzte Bindungserfahrungen erschwert wurden. Körperlich zeigt sich dieser Komplex in einer deutlichen Abwehrhaltung gegenüber Entspannung und Loslassen. Sie neigt dazu, in emotional intensiven Momenten eine »Fluchtreaktion« zu zeigen, indem sie sich körperlich zurückzieht. Ihr Brustkorb bleibt oft unbeweglich, was eine defensive Haltung gegenüber emotionaler Öffnung widerspiegelt.

Eine weitere tief verankerte Überzeugung der Patientin ist, dass ihre eigenen Bedürfnisse unwichtig sind und sie sich anpassen muss. Innerhalb der Familie hatte ihre Mutter eine dominante Position und kontrollierte das familiäre Geschehen. Während die Patientin als ältere der beiden

Schwestern »stark« wahrgenommen wurde und früh in die Rolle der Vernünftigen geriet, erhielt ihre Schwester als die Jüngere in der Wahrnehmung der Patientin mehr an emotionaler Zuwendung. Diese Konstellation hat wohl dazu beigetragen, dass sie verinnerlichte, keine Hilfe annehmen zu dürfen und ihren eigenen Bedürfnisse keine Priorität zu geben.[7] Körperlich spiegelt sich dies in einer oft zusammengezogenen Körperhaltung wider, die als Schutzmechanismus dient. Eine besonders ausgeprägte Anspannung im Magenbereich deutet darauf hin, dass emotionale Bedürfnisse dort »gespeichert« und zugleich verdrängt werden. Zudem fällt es ihr schwer, sich auf eine entspannte Körperhaltung einzulassen, da dies unbewusst mit dem Risiko verbunden ist, sich verletzlich zu zeigen.

Schließlich ist in ihrer gesamten affektiven Regulation die Überzeugung spürbar, dass Emotionen nutzlos sind und nur Vernunft weiterhilft. Sie äußerte explizit, dass sie durch Emotionen »nichts erreicht« habe und stattdessen durch Rationalität funktioniere. Diese Haltung ist vermutlich eine früh erlernte Abwehrstrategie, um sich in dem konflikthaft aufgeladenen Familienklima zurechtzufinden. Emotionale Regulierung wurde in ihrer Familie nicht aktiv unterstützt, sodass die Patientin den Weg über das »Sich-Zusammenreißen« gefunden hat. Dies zeigt sich körperlich in einer verstärkten rationalen Selbstbeobachtung, auf Kosten der emotionalen Ausdrucksfähigkeit. Ihr Kiefer ist häufig angespannt, was auf diese Art der körperlichen Abwehr hindeutet. In emotional herausfordernden Situationen greift sie automatisch auf verstärkte Denkprozesse zurück, um sich von intensiven Gefühlen zu distanzieren.

Diese unbewussten Überzeugungen prägen ihr Erleben und Verhalten tiefgehend. Ihr Bedürfnis nach Kontrolle, ihre Angst vor Nähe und ihre Neigung zur emotionalen Selbstverleugnung sind nicht nur psychisch, sondern auch körperlich verankert. Therapeutisch bedeutet dies, dass diese Muster behutsam »aufgeweicht« werden müssen, um ihr zu ermöglichen, ihre Emotionen als regulierbar und bereichernd zu erleben, ohne sie als Kontrollverlust oder Gefahr wahrzunehmen.[8]

---

7 Es sind dies Hinweise auf einen zusätzlichen Versorgungskonflikt im aktiven Modus nach OPD-2.

8 Im Unterschied zu manchen humanistischen Zugängen ist die korrigierende Erfahrung der Patientin mit dem Therapeuten eher als gelegentlich sich spontan einstellendes Nebenprodukt zu sehen, jedoch nicht das eigentliche Ziel des Zugangs im offenen Setting. Diese veränderte Schwerpunktsetzung hängt mit weiteren komplexen Überlegungen zusammen, die an dieser Stelle nicht weiter ausgeführt werden können.

Bewusstmachen unbewusster Grundüberzeugungen

Die unbewussten Grundüberzeugungen der Patientin sind tief in ihrem Erleben verankert und zeigen sich sowohl auf emotionaler als auch auf körperlicher Ebene. In der therapeutischen Arbeit stellt sich daher die Frage, wie diese Überzeugungen auf eine Weise zugänglich gemacht werden können, die eine nachhaltige Veränderung ermöglicht. Eine Kombination aus körperlichem Zugang und Versprachlichung bietet hierfür einen geeigneten Weg, da sie sowohl den primären Ausdruck über den Körper als auch die kognitive Verarbeitungsebene anspricht.

Zentral für diesen Prozess ist zunächst die körperliche Ebene, da die Patientin Affekte primär somatisch reguliert. Ihre chronischen muskulären Spannungen, ihre flache Atmung und ihre Tendenz zur Erstarrung in emotional herausfordernden Momenten machen deutlich, dass sich ihre Affekte nicht frei entfalten können, sondern in körperlichen Abwehrhaltungen gebunden sind. Die therapeutische Arbeit in der betreffenden Sequenz setzt daher an körperlichen Prozessen an, wie bereits beschrieben.[9]

Gleichzeitig bedarf es einer sprachlichen Begleitung, um diese körperlichen Erfahrungen einzuordnen und ihnen eine Bedeutung zu geben. Da die Patientin dazu neigt, ihre Emotionen zu rationalisieren und über Distanzierung zu kontrollieren, ist es wichtig, ihr einen Rahmen zu bieten, in dem sie nach und nach eine differenzierte Sprache für ihre inneren Prozesse entwickeln kann.

> Die sprachliche Bearbeitung ist oftmals ein gemeinsamer Suchprozess nach den passenden Begrifflichkeiten. Dabei geht es nicht primär darum, das Erlebte zu intellektualisieren oder zu analysieren, sondern vielmehr darum, eine Brücke zwischen Körpererleben und sprachlichem Ausdruck zu schlagen. Die Sprache dient hier nicht nur der Benennung von Gefühlen, sondern vor allem dazu, eine Verbindung zwischen dem körperlichen Ausdruck und den dahinterliegenden affektiven Prozessen herzustellen.

9 In der Rückerinnerung an eigene Erfahrungen aus der bioenergetischen Einzeltherapie wie auch an bioenergetische Gruppenerfahrungen lag damals und liegt wohl noch immer eine Stärke dieses Vorgehens darin, unbewusste Grundüberzeugungen in Form körperlicher Erfahrungen unmittelbar und oft affektstark zugänglich zu machen.

Dieser Zugang erfordert ein schrittweises Vorgehen, da jede Form der zu schnellen Annäherung an unterdrückte Affekte das Risiko birgt, ihr Kontrollbedürfnis zu überfordern und Widerstände zu verstärken. Eine zu direkte Konfrontation mit ihrer Traurigkeit oder mit der Angst vor Nähe könnte dazu führen, dass sie sich noch stärker zurückzieht oder sich kognitiv abschottet. Daher ist es notwendig, ihr Tempo zu respektieren und kleine, gut dosierte Schritte zu wählen.

Ein solcher Prozess braucht Zeit. Die über Jahre etablierten Mechanismen des Zusammenreißens und der Affektkontrolle lassen sich nicht abrupt verändern, sondern erfordern schrittweise neue Erfahrungen. Die Patientin muss erleben, dass das Zulassen von Emotionen nicht zwangsläufig zu Kontrollverlust oder Überforderung führt, sondern dass neben den bisherigen Mustern alternative Wege des Erlebens und Umgangs mit Gefühlen entstehen können. Erst durch wiederholte Erfahrungen mit kleinen Veränderungen kann sich allmählich eine neue affektive Sicherheit entwickeln.

> Ein affektiver Schlüsselausdruck ist diesbezüglich zunächst die oftmals neu zu entdeckende Fähigkeit, sich einem intensiven Weinen hinzugeben. Im Besonderen eine Vielzahl an Patient:innen mit einer Tendenz zur Übersteuerung haben diese Ausdrucksfähigkeit im Erwachsenenalter mehr oder weniger vollständig verloren. Eine Stärke verschiedener körperpsychotherapeutischer Methoden besteht darin, diesen Zugang wiederherstellen zu können, der über die Zeit hinweg zu einer dauerhaften Veränderung in der Balance zwischen Impuls und Abwehr führen kann. In fortgeschrittenen Therapiephasen und im Zuge von Langzeittherapien kann dieser Weg der »Entfesselung« in bestimmten Fällen darin münden, dass eine intensive und oftmals nachhaltig wirksame Schreierfahrung im Rahmen des therapeutischen Geschehens möglich wird, nicht selten gefolgt von einem Neubeginn (Balint, 1968).

Letztlich geht es darum, der Patientin zu ermöglichen, sich mit ihren Affekten auf eine Weise auseinanderzusetzen, die ihr die Kontrolle nicht entzieht, sondern eine neue Form von Selbststeuerung eröffnet. Wenn sie lernt, dass Emotionen nicht zwingend eine Bedrohung darstellen, sondern regulierbar und tragbar sind, kann sie Schritt für Schritt ein anderes Verhältnis zu ihren inneren Prozessen aufbauen. Der Weg dorthin führt über die Kombination aus dem körperlichen Zugang und der angemessenen Versprachlichung.[10]

Arbeitshypothese

Die Patientin zeigt eine mäßig integrierte psychische Struktur mit einer ausgeprägten Kontrolle ihrer Affekte und einer Tendenz zur Intellektualisierung. Ihr zentrales unbewusstes Konfliktfeld liegt im Spannungsbereich zwischen Autonomie und Abhängigkeit, manifestiert in einem aktiven Nähe-Distanz-Konflikt. Ihr früh erlernter Mechanismus, Emotionen durch körperliche Anspannung zu kontrollieren, schützt sie vor befürchtetem Kontrollverlust, erschwert jedoch die Bewusstwerdung und affektive Durcharbeitung belastender Erlebnisse, insbesondere der Kränkungserfahrungen in ihrer kindlichen Vorgeschichte. Ihr Widerstand äußert sich in einem reflexhaften »Zusammenreißen« bei emotionaler Aktivierung und einer Intellektualisierungstendenz, wodurch sie eine affektive Vertiefung vermeidet.

Zu berücksichtigen ist eine emotionale Verarbeitung über körperliche Vorgänge, wie chronische Anspannungen, insbesondere im Kiefer-, Schulter- und Bauchbereich. Durch fokussierte Körperwahrnehmung und dosierte affektive Aktivierung mit nachfolgender sprachlicher Durcharbeitung wird eine schrittweise Annäherung an ihre unbewussten Grundüberzeugungen ermöglicht (»Emotionen sind nutzlos«, »Nähe ist gefährlich«). Therapeutisches Ziel ist die Förderung einer differenzierteren Affektwahrnehmung sowie einer flexibleren Affektregulierung auf dem Wege der Integration körperlich erlebter Emotionen.

Gedanken über den möglichen Einsatz körperlicher Berührung

Während der Arbeit mit dieser Patientin entschied ich mich bewusst *gegen* eine körperliche Berührung. Diese Entscheidung beruhte zunächst auf professionellen Überlegungen zur Wahrung ihrer Autonomie und zur Vermeidung einer möglichen Reaktivierung von Kontrollverlustängsten. Die Patientin regulierte ihre Affekte primär über Kontrolle und Distanz, um sich vor emotionaler Überwältigung zu schützen. Eine körperliche Berührung

10 Die Bedeutsamkeit sprachlicher Begleitung habe ich an anderer Stelle ausdrücklich gewürdigt (Geißler, 2025).

hätte diesen Schutzmechanismus möglicherweise übergangen und zu einer Verstärkung ihrer Abwehr geführt. Zudem zeigte sich in ihrer Biografie, dass sie bereits früh Verantwortung für andere übernommen hatte, oft zu Lasten ihres eigenen Raums. In diesem Kontext hätte Berührung das Risiko einer Reinszenierung, ungewollter Nähe oder Abhängigkeit in sich getragen.

Ein weiterer entscheidender Faktor war die therapeutische Zielsetzung: Statt einer externen Regulation durch körperliche Berührung wurde ein Weg gewählt, der die Eigenwahrnehmung und Selbstregulation der Patientin stärkt. Über bewusste Atemarbeit und die verbale Begleitung körperlicher Empfindungen konnte sie sich nach und nach ihren Emotionen annähern, ohne sich dem Risiko einer unkontrollierten Regression auszusetzen. Dieser Ansatz entsprach nicht nur dem therapeutischen Fokus, sondern auch dem individuellen Prozess der Patientin, die es gewohnt war, Emotionen über Kontrolle und Distanz zu regulieren. Eine direkte Berührung hätte unter diesen Umständen das Risiko einer ungewollten Verstärkung von Abwehrmechanismen in sich getragen. Stattdessen wurde ein Weg gewählt, der ihr erlaubte, sich im eigenen Tempo zu öffnen und die Kontrolle über ihre emotionalen Prozesse selbst zu behalten – ein zentrales therapeutisches Anliegen, das sie darin unterstützen sollte, schrittweise mehr Vertrauen in ihr eigenes affektives Erleben zu entwickeln.

Erst in der nachträglichen Reflexion (während der Niederschrift des Buchs) wurde mir bewusst, dass meine Entscheidung nicht ausschließlich durch diese fachlichen Überlegungen geleitet war. Ein bislang nicht ausreichend beleuchteter Aspekt betraf meine eigene innere Haltung in der therapeutischen Begegnung. Die Patientin war eine junge Frau, deutlich jünger als ich, und rückblickend stelle ich mir die Frage, ob dieser Altersunterschied unbewusst eine Rolle in meinem Handeln gespielt hat. Während der Therapie war dieser Umstand nie explizit Thema – weder durch die Patientin noch durch mich. Ich erlebte die Beziehung als professionell und wertschätzend, möglicherweise gestützt durch eine großväterliche Übertragungsdynamik, die Sicherheit vermittelte. Doch im Rückblick irritiert mich, dass mir während der Arbeit mit ihr nicht einmal die Idee gekommen ist, ob eine körperliche Berührung – etwa in Form einer haltenden oder stützenden Geste – therapeutisch hilfreich hätte sein können. Dass ich mir diese Frage nicht gestellt habe, könnte darauf hinweisen, dass ich unbewusst etwas vermieden habe.

Was hielt mich davon ab, diese Möglichkeit auch nur in Erwägung zu ziehen? War es eine unbewusste Scham, mich mit der Frage nach Nähe und

Distanz im Kontext von Altersunterschieden auseinanderzusetzen? Hätte ich befürchtet, dass eine solche Intervention – unabhängig von ihrer therapeutischen Intention – Missverständnisse erzeugen oder das Setting in eine Richtung lenken könnte, die unangemessen wirkte? War es einfacher, diese Fragestellung unbewusst zu vermeiden, als mich aktiv mit den Ambivalenzen körperlicher Nähe auseinanderzusetzen? Diese Überlegungen führen zu einer zentralen Frage der professionellen Selbstreflexion: Inwiefern beeinflussen unbewusste Schamgefühle oder gesellschaftlich verinnerlichte Vorstellungen therapeutische Entscheidungen, insbesondere wenn es um körperliche Berührung geht? Die psychodynamische Körperpsychotherapie fordert einen bewussten Umgang mit der eigenen Gegenübertragung – aber auch mit den blinden Flecken, die sich erst in der nachträglichen Reflexion zeigen.

Ich sehe in diesem Fall eine unbewusste Vermeidung – weniger der Berührung selbst, sondern der inneren Klärung darüber, ob sie überhaupt eine sinnvolle Option gewesen wäre. Ich habe mir damals nicht erlaubt, diese Frage zu stellen, und das ist eine Erkenntnis, die mich auch über den individuellen Fall hinaus beschäftigt. Inwiefern beeinflussen nicht nur bewusste therapeutische Konzepte, sondern auch unbewusste Dynamiken unsere Entscheidungen über Nähe und Distanz? Diese Reflexion soll nicht bedeuten, dass eine Berührung in diesem Fall »richtiger« gewesen wäre – vielmehr geht es um die Notwendigkeit, sich als Therapeut:in kontinuierlich mit der eigenen Haltung und möglichen Vermeidungsstrategien auseinanderzusetzen. Letztlich bleibt es eine fortlaufende Herausforderung, in jeder therapeutischen Begegnung die eigene innere Bewegtheit nicht nur zu registrieren, sondern sie auch in die bewusste Reflexion einzubeziehen.

Scham und Nähe-Distanz-Regulierung

Die Patientin zeigt eine ausgeprägte Tendenz zur affektiven Kontrolle und Intellektualisierung. Ihre emotionale Zurückhaltung und ihr Widerstand gegen tiefere emotionale Erfahrungen deuten darauf hin, dass Scham als regulierender Affekt fungiert. Sie scheint Scham zu vermeiden, indem sie ihre Emotionen kognitiv verarbeitet, anstatt sie direkt zu fühlen. Obwohl sie nicht explizit über Scham spricht, wird diese in ihrer affektiven Distanzierung und ihren körperlichen Spannungsmustern sichtbar. Körperlich manifestiert sich die Scham in der Art und Weise, wie sie sich im therapeutischen Setting verhält. Sie hält sich zurück und bleibt in einer angespannten, kontrollierten Körperhaltung. Ihre flache Atmung sowie die Verspannung in Schultern, Unterkiefer und Unterbauch sind Hinweise auf eine tiefe emotionale Zurückhaltung. Ein besonders aufschlussreicher Moment war das Zittern ihrer Augenlider während des Körperexperiments, das auf eine unbewusste emotionale Aktivierung hindeutet, die vermutlich mit Scham und der Angst vor Kontrollverlust verbunden ist.

Die Nähe-Distanz-Regulierung der Patientin zeigt ein klares Dilemma. Einerseits scheint sie sich eine tiefere emotionale Verbindung und Entlastung zu wünschen, andererseits hält sie Abstand, um die Kontrolle zu bewahren und sich nicht emotional zu öffnen. Ihre Angst vor Nähe war mit der von ihr nicht explizit benannten Scham verknüpft, eigenen Bedürftigkeit und Verletzlichkeit sichtbar werden zu lassen.

Um mit ihrer Scham umzugehen, nutzt die Patientin verschiedene Strategien. Eine zentrale Form der Regulation ist die Intellektualisierung, durch die sie über ihre Emotionen reflektiert, aber auf einer rationalen Ebene bleibt, um sich nicht emotional bloßzustellen. Gleichzeitig verhindert sie das spontane Erleben von Traurigkeit oder Angst, indem sie ihren Körper in Anspannung hält. In Momenten erhöhter emotionaler Aktivierung neigt sie zudem zu einem affektiven Rückzug, was sich in der therapeutischen Situation als Widerstand gegen tiefere therapeutische Prozesse manifestiert, um nicht in eine Lage zu geraten, die sie als entblößend oder unkontrollierbar empfinden könnte. Man könnte auch von einem Widerstand gegenüber einem tiefen regressiven Geschehen sprechen.

Zusammenfassend lässt sich sagen, dass die Patientin Scham nicht als bewusstes Gefühl erlebt, sondern als impliziten Affekt, der ihre Nähe-Distanz-Regulierung maßgeblich beeinflusst. Sie hält Distanz, um Scham zu vermeiden, und zeigt ihre emotionale Kontrolle durch Körperanspannung und kognitive Verarbeitung. Die therapeutische Herausforderung bestand darin, diese Scham nicht direkt zu konfrontieren, sondern behutsam aufzuweichen, indem ihr Raum gegeben wird, sich in kleinen Schritten emotional zu öffnen, ohne dabei das Gefühl von Kontrollverlust oder Bloßstellung zu erleben. Das Körperexperiment war ein Schritt in diese Richtung.

Begehren und Scham als transformatives Moment in der therapeutischen Begegnung

Die Reflexion über meine Arbeit mit der Patientin brachte mich zu einer wichtigen Einsicht: Nicht nur die bewusste Entscheidung gegen körperliche Berührung spielte eine Rolle, sondern auch meine unbewusste Vermeidung, diese Möglichkeit überhaupt in Erwägung zu ziehen. Erst in der nachträglichen Analyse wurde mir bewusst, dass meine Haltung möglicherweise von einer subtilen, nicht erkannten Scham in der Gegenübertragung beeinflusst war. Diese Erkenntnis führt mich zu einer weiterführenden Frage: Könnte sich das, was ich in mir selbst nicht zulasse – sei es Begehren oder auch das Eingeständnis eigener Unsicherheiten im Umgang mit Nähe und Distanz –, auf den therapeutischen Prozess auswirken und dessen Tiefe limitieren?

Die psychodynamische Körperpsychotherapie führt uns oft an Grenzen, an denen rein verbale Zugänge nicht mehr ausreichen, um tiefere emotionale Schichten zu erreichen. Gerade bei Patient:innen, die ihre Affekte über Kontrolle und Distanz regulieren, bleibt der therapeutische Prozess oft auf einer kognitiven Ebene. Die Patientin, mit der ich arbeitete, zeigte eine ausgeprägte Tendenz zur affektiven Kontrolle. Ihr Widerstand gegen das Erleben tieferer Emotionen war spürbar – und möglicherweise wurde er durch meine eigene unbewusste Vermeidung von Fragen nach Nähe und Berührung noch verstärkt.

Was hielt mich davon ab, die Möglichkeit einer haltenden oder stützenden Berührung auch nur zu erwägen? War es eine unbewusste Scham im Umgang mit körperlicher Nähe in einer therapeutischen Beziehung, insbesondere angesichts des Altersunterschieds zwischen mir und der Patientin? War es die internalisierte Angst, dass eine Berührung missverständlich sein könnte? Oder verhinderte eine unbewusste Scham, mich mit meinem eigenen Begehren auseinanderzusetzen – mit jener affektiven Lebendigkeit, die jede Begegnung mit einem Gegenüber unausweichlich mit sich bringt? Diese Gedanken führten mich zu einer weiteren Reflexion: Hat das nicht zugelassene Begehren – das in der therapeutischen Situation unausgesprochen, aber dennoch wirksam bleibt – einen Einfluss auf die Tiefe des therapeutischen Prozesses? Und weitergehend: Könnte es eine belebende, ja sogar transformative Qualität haben, wenn dieses Begehren nicht unterdrückt, sondern bewusst zugelassen wird, ohne es auszuagieren?

In einem körperpsychotherapeutischen Setting ist die Art und Weise, wie der Therapeut seine eigene Präsenz gestaltet, entscheidend für die Intensität des Prozesses. Diese Präsenz beinhaltet nicht nur kognitive Aufmerksamkeit, sondern auch die Fähigkeit, affektiv in Resonanz zu gehen. Wenn Begehren vollständig abgewehrt wird, könnte dies dazu führen, dass der Kontakt eine gewisse Leblosigkeit annimmt. Die Patientin könnte – bewusst oder unbewusst – spüren, dass etwas im Raum nicht erlaubt ist, dass eine Dimension der Begegnung nicht betreten wird. Dies bedeutet nicht, dass therapeutische Abstinenz infrage gestellt werden soll. Vielmehr geht es darum, Begehren als eine subtile, nicht-ausagierte, aber dennoch spürbare Kraft zu begreifen, die die therapeutische Begegnung belebt. In der Körperpsychotherapie äußert sich diese Qualität nicht nur in der Fantasie, sondern auch im Ausdruck: in der Stimme, im Augenkontakt, in der Atemqualität, in der emotionalen Präsenz. Wenn der Therapeut sich erlaubt, seine innere Bewegtheit wahrzunehmen und zu reflektieren, kann diese Resonanz der Patientin ein tieferes affektives Erleben ermöglichen.

In der klassischen Psychoanalyse wird die unbewusste Dynamik von Übertragung und Gegenübertragung genutzt, um innere Konflikte der Patient:in sichtbar zu machen. Die Körperpsychotherapie hingegen tendiert dazu, den therapeutischen Raum als »asexuell« zu definieren, um Grenzen zu wahren (vgl. dazu auch Downing, 1996). Doch wenn therapeutische Prozesse wirklich tief gehen sollen, muss sich der Therapeut mit seiner eigenen affektiven Realität auseinandersetzen – und dazu gehört auch das, was er möglicherweise aus Scham verdrängt. Diese Verbindung zwischen Scham und Begehren ist zentral: Unbewusste Scham kann dazu führen, dass bestimmte Räume gar nicht erst betreten werden, dass Gedanken nicht gedacht und Fragen nicht gestellt werden. Vielleicht war es genau diese Scham, die mich davon abhielt, eine körperliche Berührung auch nur in Betracht zu ziehen. Und vielleicht war es genau diese Vermeidung, die auch die Patientin in ihrem Schutzmechanismus der Distanz bestärkte.

Daraus ergibt sich eine wesentliche Frage für die Praxis der Körperpsychotherapie: Wie können wir bewusster mit unseren eigenen Vermeidungsstrategien umgehen, um zu verhindern, dass sie unbewusst auf den therapeutischen Prozess einwirken? Die Reflexion über Scham und Begehren erfordert Mut, denn sie stellt nicht nur unsere professionelle Haltung infrage, sondern berührt auch persönliche Themen. Doch gerade darin liegt eine Chance: Wenn der Therapeut sich seiner eigenen Dynamik bewusster wird, kann er der Patient:in einen sichereren und zugleich lebendigeren Raum bieten.

> Letztlich besteht die Herausforderung darin, sich immer wieder mit der eigenen inneren Haltung auseinanderzusetzen. Die Fähigkeit, Scham zu erkennen und Begehren in seiner nicht-ausagierten, sondern subtil spürbaren Form zuzulassen, ist der Schlüssel dafür, um therapeutische Prozesse nicht nur intellektuell erhellend, sondern auch transformativ zu gestalten.

Zusammenfassung

Die vertiefte Betrachtung der Patientin aus psychodynamischer und körperpsychotherapeutischer Perspektive führte zu einer differenzierteren Einschätzung ihrer affektiven und strukturellen Dynamik. Während die erste Analyse sich primär auf die unmittelbare Reaktion der Patientin auf Interventionen konzentrierte, offenbarte der zweite Blick ein komplexes Zusammenspiel aus unbewussten Grundüberzeugungen, Schamregulation und Nähe-Distanz-Dynamiken, die sich in ihrem körperlichen Erleben widerspiegeln. Dieser zweite Blick entspricht genau der Grundhaltung, die sich durch die psychodynamische Körperpsychotherapie zieht: *psychodynamisch verstehen, prozesshaft denken, körperbezogen intervenieren.* In der therapeutischen Arbeit mit der Patientin zeigte sich, wie sehr ihr Erleben nicht nur auf der sprachlichen, sondern gerade auf der somatischen Ebene verankert ist. Die prägende Erfahrung ihrer affektiven Selbstregulation war körperlich organisiert, wodurch die therapeutische Herausforderung bestand, das in Anspannung gebundene Erleben in einen dynamischen Prozess der Veränderung zu überführen.

Ein zentraler Aspekt, der durch die erweiterte Analyse deutlicher wurde, ist die tief verankerte Überzeugung der Patientin, dass emotionale Offenheit mit Kontrollverlust und potenzieller Kränkung einhergeht. Ihre affektive Regulation erfolgt daher vornehmlich über Intellektualisierung und körperliche Anspannung, was sich in einem chronisch erhöhten Tonus im Schulter-, Kiefer- und Unterbauchbereich manifestiert. Dies verweist auf eine unbewusste Abwehrstrategie, die darauf abzielt, emotionale Durchbrüche zu verhindern und sich einer unkontrollierten Affektaktivierung zu entziehen. Diese Muster sind nicht nur als Schutzmechanismen gegen überwältigende Emotionen zu verstehen, sondern auch als Ausdruck einer internalisierten Selbstwahrnehmung, in der Verletzlichkeit als Schwäche gilt und kontrollierte Funktionalität als Voraussetzung für soziale Anerkennung gesehen wird.

Besonders prägnant trat in der erweiterten Analyse die Bedeutung von Scham als implizitem Regulationsmechanismus zutage. Die Patientin thematisierte Scham nicht explizit, jedoch zeigte sich diese auf verschiedenen Ebenen: in ihrer distanzierten Haltung gegenüber intensiven Emotionen, in ihrer Vermeidung von Regression und in ihrer Sorge um die Wahrung eines funktionalen Selbstbilds. Die Scham scheint sich aus frühen Erfahrungen der Zurückweisung und der unzureichenden Anerkennung ihrer emotionalen Bedürfnisse durch die Mutter entwickelt zu haben. Dies führte zu einem tiefgreifenden Konflikt zwischen dem Wunsch nach Nähe und der Angst vor Abhängigkeit. Im therapeutischen Prozess äußerte sich dieser Konflikt in einer ambivalenten Übertragungsdynamik: Während sie sich intellektuell engagierte und kooperativ erschien, verhinderte eine subtile Distanzierung, dass sie sich affektiv tiefer einlassen konnte.

Ein weiteres wesentliches Ergebnis der zweiten Analyse ist die Erkenntnis, dass körperpsychotherapeutische Interventionen mit Bedacht eingesetzt werden müssen. Während die erste Betrachtung der Patientin die Möglichkeit einer direkteren körperlichen Arbeit in Erwägung zog, zeigte die vertiefte Reflexion, dass eine zu schnelle Annäherung über körperliche Berührung problematisch hätte sein können. Ihre Affektregulation basiert stark auf der Vermeidung von Kontrollverlust, weshalb eine körperbezogene Intervention das Risiko einer Reaktualisierung von Ohnmachtsgefühlen oder einer unbewussten Reinszenierung früherer Erfahrungen hätte bergen können. Die therapeutische Strategie sollte daher in kleinen, vorsichtig abgestimmten Schritten erfolgen, die ihr erlauben, allmählich Vertrauen in ihren eigenen Körper und ihre Affekte zu entwickeln, ohne dass dies als überwältigend oder bedrohlich erlebt wird.

Ebenfalls von Bedeutung ist meine Rolle als Therapeut in der Interaktion. Die vertiefte Reflexion zeigt, dass nicht nur die Patientin, sondern auch der Therapeut in der körperpsychotherapeutischen Arbeit mit Fragen der Nähe-Distanz-Regulation und impliziten Schamprozessen konfrontiert ist. Der bewusste Verzicht auf Berührung kann einerseits eine notwendige professionelle Entscheidung sein, andererseits aber auch ein Hinweis auf unbewusste Gegenübertragungsphänomene, die sich auf das therapeutische Geschehen auswirken. Dies unterstreicht die Notwendigkeit einer kontinuierlichen Selbstreflexion der Therapeut hinsichtlich eigener Schamregulation und Nähe-Distanz-Positionierung.

Insgesamt hat die erweiterte Analyse gezeigt, dass die Patientin nicht nur mit einem grundlegenden Autonomie-Abhängigkeits-Konflikt, sondern auch mit tief verwurzelten Affektregulationsmustern arbeitet, die ihre emotionale Ausdrucksfähigkeit einschränken. Ihr Umgang mit Affekten ist geprägt von einer übersteuerten Kontrolle, die sowohl psychisch als auch körperlich verankert ist. Die therapeutische Herausforderung besteht darin, ihr eine behutsame Öffnung zu ermöglichen, ohne ihre Schutzmechanismen zu überfordern.

Ausblick

Die Idee der Lebensbewegung hilft uns zu verstehen, dass therapeutische Prozesse nicht statische Konzepte sind, sondern lebendige, sich entfaltende Vorgänge. Das Fallbeispiel zeigt, wie das Zusammenspiel zwischen Affekt, Körper und Beziehung in kleinen, schrittweisen Prozessen in eine andere Bewegungsrichtung gelenkt werden kann. Die zentrale Frage bleibt: Wie können wir Patient:innen helfen, sich in ihrer eigenen Lebensbewegung freier zu erfahren? Wie können wir sie darin unterstützen, nicht nur zu verstehen, sondern sich prozesshaft zu erleben und durch körperbezogene Interventionen neue Möglichkeiten des Ausdrucks und der Affektregulation zu erschließen?

Stellen wir uns das geschilderte Fallbeispiel als eine russische Matroschka-Puppe vor: Eine Puppe wird geöffnet, in ihrem Inneren findet sich eine weitere, und wenn auch diese geöffnet wird, kommt die nächste zum Vorschein. Jede dieser Puppen steht für eine Schicht der therapeutischen Reflexion, für eine Facette des Erlebens der Patientin, für ein neues Verständnis ihrer inneren Prozesse. Mit jeder geöffneten Puppe wird eine tiefere Dimension sichtbar, doch der Kern bleibt verborgen und entzieht sich einer endgültigen Ergründung. Welche Fragen ergeben sich aus dieser Betrachtung? Hier ein paar Beispiele:

1. Welche weiteren unbewussten Überzeugungen könnten hinter den bisher erkannten Mustern stehen?
2. Ist die Angst vor dem Kontrollverlust nur ein Symptom einer noch tiefer liegenden Kränkung oder eines anderen Konflikts?
3. Welche Rolle spielt die Beziehung zum Therapeuten in der Reinszenierung von Nähe- und Distanzproblemen?
4. Welche unausgesprochenen Implikationen hatte die Entscheidung gegen körperliche Berührung in dieser Therapie?
5. Wie beeinflussen die eigenen unbewussten Prozesse des Therapeuten ihre Interventionen und Interpretationen?
6. Wie manifestiert sich all das, was sich zunächst auf den »ersten Blick« und in der Folge auf den »zweiten Blick« erschließt, auf einer Mikroebene, die erst dann zugänglich würde, wenn wir Audio- oder Videoaufnahmen der therapeutischen Aktion analysieren könnten?

Jede dieser Fragen öffnet eine neue Puppe, eine weitere Schicht der Reflexion. Wenn wir *Auf den zweiten Blick* als Einladung begreifen, therapeutische Prozesse nicht linear, sondern in ihrer Tiefe und Beweglichkeit zu verstehen, wird deutlich, dass *psychoanalytisches Verstehen, prozesshaftes Denken und körperbezogenes Intervenieren* 3 untrennbare Aspekte ein und derselben therapeutischen Haltung sind. Die therapeutische Arbeit ist kein linearer Prozess mit einem klar definierten Ziel, sondern ein fortlaufendes Sondieren, Differenzieren und Hinterfragen. Es gibt keine abschließende Antwort, sondern immer nur ein weiteres Fragment des Ganzen, das sich offenbart. Vielleicht ist es genau diese Unabgeschlossenheit, die die therapeutische Arbeit so lebendig macht.[11]

Zweites Beispiel

Ich bitte den Patienten (m) sich so auf die Therapiematte zu legen, wie es angenehm für ihn sei; er entscheidet sich dafür, auf dem Bauch zu liegen. Ich beobachte für eine Weile seine Atmung und mir fällt auf, dass Körperbewegungen um die Flanken herum gut sichtbar sind, dass hingegen sein Thorax unbeweglich erscheint. Ich melde ihm meine Beobachtung zurück und frage ihn, ob er es so spüren kann, was er bejaht. Ich frage ihn, ob es heute für ihn in Ordnung wäre, wenn ich durch Auflegen und Druckausüben durch meine Hände auf seinem Rücken einen Versuch machen würde, seine Atmung im blockiert erscheinenden Bereich ein wenig zu mobilisieren – wozu er bereit ist. Das tue ich, stehe auf, stelle mich so hin, dass ich ihn mit meinen Händen am Rücken anfassen kann. Für etwa zwei Minuten übe ich, synchron mit seinen Atembewegungen, einen mittelstarken Druck aus und beobachte seine Reaktion. Äußerlich kann ich keine Veränderung bemerken. Ich beende die Atemmobilisierung, setze mich neben ihn und frage ihn, wie er sich fühle und was in ihm vorgegangen sei.

Er sagt, es sei ihm sofort eine Erinnerung eingefallen, an die er lange nicht mehr gedacht habe. Sein Onkel habe ihn als Kind immer wieder gekitzelt, er habe sich anfangs gewehrt, dann gesagt, er wolle es nicht mehr, der Onkel habe weitergemacht, bis er aufgegeben habe.

11 Der italienische Psychoanalytiker Antonio Ferro (2003) spricht in Anlehnung an W. R. Bion in einem analogen Zusammenhang von »ungesättigten« Deutungen, die Raum für weitere Verarbeitungen offen lassen.

Das habe ihn »frustriert«. Er habe als Kind deswegen ab und zu Hassfantasien gehabt. Im Weiterreden über die damaligen Ereignisse stellt sich heraus, dass er in dieser und in vergleichbar anderen Situationen ein tiefes Gefühl der Resignation empfunden habe.

Ich frage ihn, ob er dieses Gefühl beim Erzählen im Hier und Jetzt spüren könne, und er sagt, ein klein wenig ja. Gegen Ende der Stunde frage ich, wie er sich fühle und wie er den Gesamtablauf dieser Stunde erlebt habe. Er sei, wie er sagt, total überrascht wegen dieser Erinnerung und wolle die nächste Stunde unbedingt hier weitermachen (Geißler, 2023, S. 75).

Auf den ersten Blick

Das beschriebene Fallbeispiel lässt ein gelungenes therapeutisches Vorgehen vermuten und erscheint wie ein eindrückliches Beispiel dafür, wie rasch man mithilfe von körperpsychotherapeutischen Zugängen an Affekte und auch biografisch wichtige Erinnerungen herankommen kann.

Die beschriebene Therapiesitzung ist Teil eines umfassenderen therapeutischen Prozesses, der bereits über 70 Stunden umfasst und verschiedene Ebenen der Persönlichkeitsstruktur des Patienten berührt. Die durch die körperorientierte Intervention ausgelöste Erinnerung an den Onkel, der den Patienten als Kind gegen seinen Willen kitzelte bis zur Resignation, erweist sich als ein wiederkehrendes Muster in seiner Lebensgeschichte. Das Gefühl der Ohnmacht und des Ausgeliefertseins findet sich in verschiedenen biografischen Episoden wieder: einer drogensüchtige Mutter, die ihre Kinder nachts weckte und auf ihre »Drogentrips« mitnahm; dem Stiefvater, der ihm »einfach an den Penis gegriffen« hatte; ein angedeuteter Übergriff beim Judotraining; und die Szene, in der der Onkel ihn niedergehalten habe, bis er still gewesen sei, nachdem er zuerst geweint habe. Diese Erfahrungen verdichten sich zu einem Grundgefühl von Hilflosigkeit und Kontrollverlust, das sich in seiner Körperhaltung und -spannung manifestiert.

Die Ursprungsfamilie des Patienten stammt aus Rumänien, und in der Anamnese offenbart sich ein chaotische Familienatmosphäre mit kriminellen Tendenzen einzelner Familienmitglieder – der Boden für eine kumulative Beziehungstraumatisierung des Patienten. Die Scheidung der Eltern markierte einen entscheidenden Bruch im Leben des Patienten, der die vorherige, aus seiner Erinnerung unbeschwerte Zeit beendete. Von der mütterlichen Seite her (Mutter und ihre Angehörigen) erlebte er eine Atmosphäre der Dominanz und Einmischung, während die väterliche Seite durch Schweigen gekennzeichnet war. Dass der Patient trotz vieler belastender Umstände eine gewisse Funktionalität entwickeln konnte – er war in der Schule Klassenbester und erhielt Preise für Aufsätze, denn er verfügte über ein ausgeprägtes Redetalent –, spricht für seine Resilienz, die möglicherweise durch seinen Glauben gestützt wurde.

Er schwankt zwischen dem Selbstbild von Grandiosität (»Ich bin etwas Besseres«) und Selbstzweifeln (»Ich kann gar nichts«). Spaltung ist bei ihm der dominierende Abwehrmechanismus, der es ihm ermöglicht hat, trotz der traumatischen Erfahrungen zu funktionieren. Trotz seiner vordergründigen guten Funktionsfähigkeit ist er im Grunde wenig stressresistent und von einer tiefen Angst und Unsicherheit regelrecht durchzogen. Häufig wird er krank, wenn etwas zu viel wird, und daher stellen sich krankheitsbedingt immer wieder Therapieunterbrechungen von 1 bis 2 Wochen ein.

In der therapeutischen Beziehung reinszeniert sich die unsichere Bindungstendenz des Patienten. Ebenso zieht sich als zentrales Thema die Frage der Zugehörigkeit wie ein roter Faden durch sein Leben. Daher weiß er nach einiger Zeit in der jeweiligen Arbeitssituation nicht, ob er richtig ist und längerfristig bleiben will. In der therapeutischen Beziehung bildet sich dieser Aspekt nach vielleicht einem Jahr gemeinsamer Arbeit in meiner Gegenübertragung so ab, dass ich mir unsicher bin, ob die Therapie bei ihm langfristig tiefgreifend genug und sinnvoll ist. Der Wechsel auf die körperliche Ebene war sicherlich ein Motiv in dieser Gesamtdynamik – ein Versuch, ihn emotional zu erreichen und die Bindung an die Therapie zu verstärken.

Auf den zweiten Blick

Zunächst stellt sich die Frage, wie dieser Patient in struktureller Hinsicht diagnostisch einzuordnen ist. Daher folgt zunächst eine Analyse auf Basis der OPD-2-Diagnostik (Arbeitskreis OPD, 2009).

Diagnostische Überlegungen

Die Selbstwahrnehmung des Patienten zeigt sich deutlich eingeschränkt. Er oszilliert zwischen einem grandiosen Selbstbild (»Ich bin etwas Besseres«)

und massiven Selbstzweifeln (»Ich kann gar nichts«). Diese ausgeprägte Spaltung verhindert die Ausbildung eines kohärenten Selbstgefühls. Die fundamentale Unsicherheit bezüglich der eigenen Zugehörigkeit zieht sich wie ein roter Faden durch sein Leben und manifestiert sich auch in beruflicher Instabilität. In Arbeitssituationen weiß er nach einiger Zeit nicht, ob er »richtig ist« und »längerfristig bleiben will«. Diese Aspekte deuten auf ein gering integriertes Strukturniveau in Bezug auf die Selbstwahrnehmung hin, da ein stabiles Selbstbild fehlt.

Die Affektwahrnehmung des Patienten erscheint ebenfalls erheblich beeinträchtigt. Er kann negative Affekte nur eingeschränkt wahrnehmen, was sich in seiner Antwort zeigt, dass er das Gefühl der Resignation im Hier und Jetzt nur »ein klein wenig« spüren könne. Die körperliche Blockade im Thoraxbereich korrespondiert mit einer emotionalen Einschränkung. Seine Überraschung über die auftauchende Erinnerung deutet auf eine mangelnde Integration affektiv bedeutsamer Erfahrungen hin, was charakteristisch für ein gering integriertes Strukturniveau ist.

In Bezug auf die Affektdifferenzierung zeigt der Patient erhebliche Defizite. Er beschreibt sein komplexes emotionales Erleben vereinfachend als »Frustration«, obwohl der Kontext auf vielschichtigere Gefühle wie Hilflosigkeit, Ausgeliefertsein, Wut und Scham hindeutet. Seine Affekte erscheinen diffus und undifferenziert, werden überwiegend als körperliche Zustände erlebt. Er spricht von »Hassfantasien« als Kind, kann diese jedoch nicht näher differenzieren. Diese mangelnde Nuancierung emotionaler Zustände weist deutlich auf ein gering integriertes Strukturniveau hin.

Die sprachliche Vermittlung von Affekten zeigt trotz seiner beschriebenen »guten Funktionsfähigkeit« und dem »ausgeprägten Redetalent« deutliche Einschränkungen. Der Patient hat Schwierigkeiten, seine emotionalen Erfahrungen sprachlich angemessen zu artikulieren, und er verwendet vereinfachende Begriffe wie »frustriert« für komplexe emotionale Zustände. Seine Affektmitteilung erfolgt hauptsächlich über die Schilderung äußerer Ereignisse, weniger über innere emotionale Prozesse. Diese Diskrepanz zwischen verbaler Begabung und eingeschränkter Affektmitteilung ist ebenso ein Hinweis auf ein gering integriertes Strukturniveau.

Die nonverbale Affektkommunikation zeigt sich in markanten körperlichen Manifestationen. Die beobachtete eingeschränkte Atembewegung mit blockiertem Thorax spiegelt seine emotionale Blockade wider. Bezeichnenderweise ermöglicht erst die körperliche Intervention einen

Zugang zu abgespaltenen Affekten, die sprachlich nicht zugänglich waren. Seine körperliche Selbstwahrnehmung ist eingeschränkt, da er die beobachtete Atemblockade erst auf Nachfrage bestätigt.

In der Gesamtschau ergibt die Betrachtung der strukturellen Dimensionen ein gering integriertes Strukturniveau. Maßgeblich hierfür sind die ausgeprägte Verwendung der Spaltung als dominierender Abwehrmechanismus, die deutliche Diskrepanz zwischen oberflächlich guter Funktionalität und tiefer emotionaler Desintegration, die massive Störung des Selbsterlebens mit Oszillation zwischen Grandiosität und Selbstentwertung, die geringe Affektwahrnehmung und -differenzierung, die ausgeprägte körperliche Manifestation psychischer Konflikte sowie die unsichere Bindungstendenz mit wiederkehrenden Zugehörigkeitsfragen. Weitere Aspekte, die diese Einschätzung stützen, sind die geringe Stressresistenz mit häufigen krankheitsbedingten Unterbrechungen, die kumulative Beziehungstraumatisierung in der Anamnese, die chaotische Familienatmosphäre mit kriminellen Tendenzen einzelner Familienmitglieder sowie die Geschichte von Übergriffen und Ohnmachtserfahrungen.

Seine emotionale Verarbeitung erfolgt vorwiegend über den Körper, wobei er starke Kontrollmechanismen etabliert hat, um sich vor überwältigenden Affekten zu schützen. Insgesamt erweist sich die Fähigkeit zur Affektregulierung als stark eingeschränkt. Da bei diesem Patienten von einer gering integrierten psychischen Struktur auszugehen ist, sind einzelne Konflikte nicht beurteilbar, weil sie sich nicht stabil genug herausbilden konnten.

Psychodynamische Hintergrundgedanken

Es offenbart sich eine komplexe Dynamik, in der Widerstand, Regressionsbereitschaft und Übertragungsphänomene eine zentrale Rolle spielen. Der Widerstand des Patienten äußert sich auf mehreren Ebenen: affektiv, kognitiv und körperlich. Während er sich formal kooperativ zeigt und einer körpertherapeutischen Intervention zustimmt, bleibt seine Reaktion auf die Mobilisierung der Atembewegung äußerlich unauffällig. Dies verweist auf eine tief verwurzelte Abwehrstruktur, die affektive Erregung reguliert, indem sie emotionale Prozesse körperlich »einfriert«. Diese Abwehr hat eine klare Funktion: Sie schützt den Patienten vor einem unkontrollierten emotionalen Durchbruch, der aufgrund seiner geringen strukturellen Integration eine Überforderung darstellen könnte.

Seine Geschichte zeigt, dass er früh mit intrusiven Erfahrungen konfrontiert war – er wurde nicht nur von seinem Onkel gegen seinen Willen gekitzelt, sondern erlebte auch schwerwiegendere Grenzüberschreitungen in seiner Familie und seinem sozialen Umfeld. Diese Erfahrungen führten dazu, dass er sich ein rigides Muster der Distanzierung aneignete. Sein Widerstand äußert sich daher als Schutzfunktion, die ihn vor einer potenziellen Desintegration bewahrt. Diese Form der affektiven Kontrolle zeigt sich besonders deutlich in seiner Atemstruktur: Der Thoraxbereich bleibt blockiert, während sich die Atembewegung lediglich in den Flanken zeigt. Diese segmentale Trennung von Atembewegungen ist ein körperlicher Ausdruck für die unbewusste Strategie, emotionale Erregung von einer bewussten Verarbeitung fernzuhalten.

Die in der Sitzung spontan auftauchende Kindheitserinnerung an seinen Onkel kann als regressiver Moment betrachtet werden, der durch die körperliche Intervention angeregt wurde. Während gut oder mäßig integrierte Patient:innen Regression als explorativen Prozess erleben können, der ihnen hilft, neue emotionale Erfahrungen zu machen, birgt sie bei gering strukturierten Patient:innen das Risiko einer Überwältigung oder sogar einer Fragmentierung des Selbstgefühls. Im vorliegenden Fall zeigt sich dies in der ambivalenten Reaktion des Patienten: Einerseits überrascht ihn die Erinnerung an das Kitzelerlebnis, andererseits bleibt sein emotionales Erleben während der Stunde auf einem distanzierten, kaum spürbaren Niveau. Dies weist auf eine starke Kontrolltendenz hin, wie sie typisch ist für gering integrierte Patient:innen. Eine zu tiefe Regression hätte bei ihm zu fortschreitender Desorganisation führen können, weshalb es wichtig war, behutsam und dosiert vorzugehen.

In der therapeutischen Beziehung zeigt sich eine ambivalente Übertragungsdynamik. Der Patient oszilliert zwischen Nähe und Distanz – eine Dynamik, die sich auch in seinem äußeren Leben widerspiegelt, etwa in seiner Unsicherheit, ob er »richtig ist« oder »längerfristig bleiben will«. Ohne es ausgesprochen zu haben, erlebt er mich als seinen Therapeuten unbewusst möglicherweise als eine autoritäre Figur, die in sein Erleben eindringt – ähnlich wie die prägenden männlichen Figuren in seiner Kindheit. Diese Übertragung lässt vermuten, warum es schwierig für ihn war, sich auf die therapeutische Beziehung einzulassen und sich auf der körperlichen Ebene zu öffnen. Die Interaktion mit dem Therapeuten aktiviert eine alte Szene, in dem er sich anpassen muss und gleichzeitig in eine passive Rolle gedrängt fühlt, die alte Ohnmachtserfahrungen reaktiviert. All diese Zusammenhänge wurden mir in vollem Umfang erst zu einem späteren Zeitpunkt bewusst.

Die beschriebene Therapiesitzung kann auf den ersten Blick als erfolgreicher körpertherapeutischer Moment erscheinen, da eine biografisch bedeutsame Erinnerung spontan aktiviert wurde. Doch genau hier liegt die Gefahr: Der therapeutische Erfolg in einer einzelnen Sitzung darf nicht isoliert betrachtet werden, sondern muss im Kontext der gesamten strukturellen Organisation des Patienten gesehen werden. Bei gering strukturierten Patient:innen besteht das Risiko, dass eine zu direkte körperliche Aktivierung emotionale Inhalte »freilegt«, ohne dass die psychische Struktur stark genug ist, um diese angemessen zu verarbeiten. In diesem Fall kann die Erinnerung an das Kitzelerlebnis einerseits eine Tür zu tieferen Affekten öffnen, andererseits aber auch eine unbewusste Reaktivierung der erlebten Ohnmacht und Resignation auslösen, die sich dann in Form von Rückzug, Affektverflachung oder psychosomatischen Symptomen äußern kann.

> Das zweischneidige Schwert eines körperpsychotherapeutischen Zugangs bei Patient:innen wie diesem besteht also darin, dass körperliche Zugänge zwar tiefe Prozesse anstoßen, aber auch zu einer unbewussten Retraumatisierung oder Überforderung führen können, wenn sie nicht in ein gut strukturiertes therapeutisches Containment eingebettet sind. Trotz der positiven Reaktion des Patienten nach der Körpersequenz ist also im Auge zu behalten, dass sich seine ohnehin brüchige Organisation weiter destabilisiert.

Noch ein weiteres Detail ist hervorzuheben:

> Bei Patient:innen mit einer gering integrierten psychischen Struktur kann die unbewusste Wiederholung einer alten Szene innerhalb der therapeutischen Beziehung dazu führen, dass die Therapeut:in sich veranlasst fühlt, auf die körperliche Ebene zu wechseln. Aus psychoanalytischer Sicht lässt sich dies als Reinszenierung verstehen, in der nicht nur die Patient:in, sondern auch die Therapeut:in in eine Dynamik hineingezogen wird, die unbewusste frühere Beziehungserfahrungen widerspiegelt. Dies

spricht nicht gegen körperbezogenes Arbeiten an sich, solange dieser Zusammenhang reflektierbar ist.[12]

Affektive Zugänge

Die Analyse weist auf ein Muster hin, gekennzeichnet durch eine enge Verzahnung von Kontrollmechanismen, affektiver Distanzierung und körperlicher Abwehr. Die Fähigkeit des Patienten, Affekte bewusst wahrzunehmen und differenziert auszudrücken, ist deutlich eingeschränkt. Emotionale Prozesse werden vorrangig körperlich verarbeitet. Dies äußert sich in muskulären Spannungen, einer segmentalen Atemblockade im Thoraxbereich und einer ausgeprägten Zurückhaltung emotionaler Ausdrucksformen.

Der dominierende Affekt, der in seiner Erzählung und seiner körperlichen Reaktion spürbar wird, ist Resignation. Die wiederholte Erfahrung, sich gegen Grenzüberschreitungen nicht zur Wehr setzen zu können, hat sich tief in seine affektive Struktur eingeschrieben und bildet das Grundmuster seiner emotionalen Verarbeitung. Dabei ist die Resignation nicht nur als psychischer Zustand, sondern auch als somatische Verankerung zu verstehen: Die eingeschränkte Beweglichkeit seines Thoraxbereichs deutet darauf hin, dass insbesondere affektive Erregung, die mit Wut oder Protest assoziiert sein könnte, früh unterbunden wurde und sich nun als muskuläre Hemmung manifestiert.

Parallel zur Resignation zeigt sich eine latente Wut, die sich jedoch nicht im direkten emotionalen Erleben äußert, sondern in der Vergangenheit lediglich in Form von Hassfantasien gegenüber seinem Onkel existierte. Auffällig ist dabei, dass diese Aggression nicht aktiv ausgelebt wurde, sondern nur auf der Fantasieebene überdauern konnte. Während andere Affekte wie Trauer oder Angst zumindest ansatzweise in der Therapie benannt werden können, bleibt der Ausdruck von Ärger oder Frustration rudimentär und kaum differenziert.

Neben Resignation und unterdrückter Wut ist auch ein diffuses Angstgeschehen erkennbar, das jedoch weniger in einer bewussten Wahrnehmung von Angst als Affekt besteht, sondern sich indirekt in seinen Unsicherheiten und seinem Bindungsverhalten zeigt. Die häufige Infragestellung der eigenen Zugehörigkeit – sowohl in seinem äußeren Leben als auch im

12 Ein besonders eindrückliches Beispiel dafür hat Motzkau (2020) beschrieben.

therapeutischen Prozess – deutet darauf hin, dass Angst vor dem Verlassenwerden oder vor dem eigenen Verschwinden eine zentrale Rolle in seiner psychischen Organisation spielt. Diese Angst ist jedoch nicht unmittelbar spürbar, sondern wird durch eine kognitive Distanzierung und eine funktionale Anpassung überlagert. Seine wechselnde Selbstwahrnehmung zwischen Grandiosität und Selbstzweifel kann als Abwehrmechanismus gegen eine tiefere existenzielle Verunsicherung verstanden werden, die in frühen Beziehungserfahrungen mit mangelnder emotionaler Verlässlichkeit verwurzelt ist. Diese unbewusste Angst findet ihren körperlichen Ausdruck ebenso in den wiederkehrenden somatischen Beschwerden und seiner Erkrankungsneigung, die zu häufigen krankheitsbedingten Therapieunterbrechungen führte.

Der vom Therapeuten gewählte Zugang zum Affekt erfolgte, nach einer ersten Phase des sprachlichen Austauschs, über die körperliche Ebene, indem er sich für eine Atemmobilisation entschied, um die Blockade im Thoraxbereich zu bearbeiten. Dieses Vorgehen kann als klassische körperpsychotherapeutische Intervention verstanden werden, die darauf abzielt, über physische Prozesse einen Zugang zu affektiv gebundenen Zuständen zu eröffnen. Da der Patient seine Emotionen primär somatisch reguliert und Affekte nur eingeschränkt sprachlich ausdrücken kann, erscheint die Wahl eines solchen körperbezogenen Ansatzes grundsätzlich nachvollziehbar. Die spontane Erinnerung an eine frühere Grenzüberschreitung durch seinen Onkel deutet darauf hin, dass der körperliche Zugang tatsächlich eine unbewusst gebundene Erfahrung aktiviert hat, die im verbalen Dialog jedenfalls bis zum damaligen Zeitpunkt nicht zugänglich war.[13]

Ein zentrales Risiko bei körperbezogenen Interventionen bei Patient:innen mit gering integrierter psychischer Struktur besteht darin, dass sie emotionale Zustände aktivieren, ohne dass die psychische Struktur ausreichend vorbereitet ist, diese in eine symbolisierbare und verarbeitbare Form zu überführen. Während sich eine gut strukturierte Patient:in nach einer solchen Erfahrung möglicherweise vertieft mit seinen Emotionen auseinandersetzen kann, besteht bei gering strukturierten Patient:innen die Gefahr, dass die plötzliche Affektaktivierung nicht integriert, sondern

13 Bioenergetische Zugänge über den Körper, bspw. in Form der hier beschriebenen Mobilisierung der Atmung, sind häufig von spontan auftauchenden Körpererinnerungen begleitet. Nicht selten münden sie, zur Überraschung von Patient:innen, in spontanes tiefes Weinen.

vielmehr erneut abgespalten oder unkontrolliert ausagiert wird, was eine vertiefte Bearbeitung erschwert.

Der gewählte Zugang zum Affekt über eine körperbezogene Intervention muss nicht grundsätzlich infrage gestellt werden, sondern erfordert eine differenzierte Reflexion der zugrunde liegenden Dynamik und möglichen Risiken. Es geht nicht darum, Körperinterventionen pauschal zu vermeiden, sondern sich ihrer potenziellen Auswirkungen bewusst zu sein und über ausreichende Selbsterfahrung in regressiven Prozessen zu verfügen. Entscheidend ist nicht nur, was die Patient:in unmittelbar nach einer solchen Erfahrung berichtet, sondern vielmehr, wie sie darauf reagiert und welche weitergehenden Veränderungen in ihrem psychischen Erleben und Verhalten erkennbar werden. Es ist essenziell, das Tempo des regressiven Prozesses genau zu beobachten und gegebenenfalls zu bremsen, wenn sich Anzeichen einer Überforderung oder Desorganisation zeigen.

Ein aufschlussreicher Indikator für die Wirkung einer körperlichen Intervention ist, wie die Patient:in zur nächsten Sitzung erscheint. Ist sie präsenter und reflektierter oder wirkt sie verwirrter als zuvor? Hat sich eine tiefere affektive Verarbeitung angebahnt oder ist die Erfahrung in eine erneute Verdrängung oder eine verstärkte Spaltung übergegangen? Bei meinem Patienten zeigte sich in der Folgestunde, dass er einerseits wieder auf der Körperebene arbeiten wollte, seine Assoziationen und Einfälle aber wirr blieben und ich mir nicht recht ein Bild machen konnte, wie ich fortfahren wollte. Die Folge davon war, dass ich das Tempo für eine Weile zurücknahm, mit ihm verbal arbeitete und für eine Weile abwartete, bis ich mich in die nächste Körperszene hineinwagte.

Zusammenfassend zeigt sich, dass die körperliche Intervention in der beschriebenen Sitzung zwar einen Zugang zu einem abgespaltenen Affekt ermöglichte und eine Neugier beim Patienten geweckt hatte, aber die Frage zum damaligen Therapiezeitpunkt offenbleiben musste, ob dieser Zugang zum gegenwärtigen Zeitpunkt wirklich hilfreich sein konnte.

> Es kommt entscheidend auf die Gesamtbeurteilung der jeweiligen therapeutischen Situation an. Regressive »Körperarbeit« kann sehr verführerisch sein und einen regelrechten Sog auslösen, hier weiterzumachen, besonders wenn heftige Affekte ins Spiel kommen. Die Beachtung von feinen Abweichungen bezogen auf den Therapierahmen, aber auch von Fehlleistungen,

Konzentrationsausfällen, Unfällen oder Erkrankungen sind wichtige Hinweise.

Unbewusste Grundüberzeugungen

Die unbewussten Grundüberzeugungen des Patienten lassen sich aus seiner Biografie, seinen Affektregulationsmustern und seinen Reaktionen im therapeutischen Prozess ableiten. Sie haben ihre Anfänge sehr wahrscheinlich bereits in seiner präverbalen Entwicklungsperiode genommen, indem diese von wiederholten Erfahrungen der Ohnmacht, der Grenzüberschreitung und der missglückten Affektregulierung geprägt worden sein dürfte. Dies ist der Rückschluss, der sich aus dem Verhalten, der Persönlichkeit und der Symptomatik des Patienten aufdrängt. Solche frühen Erfahrungen gehen häufig mit nicht bewältigbarer Angst, Enttäuschung, Verwirrung, Wut und Hass einher und bleiben in körperlich erfahrbaren sensomotorischen Ausdrucksphänomenen gefangen. Sie leben in der Folge als Körpersymptome, als Leeregefühle und Depressionen, teilweise auch als Süchte weiter (eines seiner Geschwister war in der Tat drogensüchtig).

Die zentrale Grundüberzeugung, die sich aus seinen Erlebnissen ableiten lässt, ist, dass Widerstand zwecklos ist und Anpassung die sicherste Strategie darstellt. Diese Haltung zeigt sich besonders deutlich in der Erinnerung an das Kitzelerlebnis mit seinem Onkel, das zum prototypischen Szenario für sein späteres Beziehungserleben wurde: Anfangs leistete er Widerstand, wurde jedoch ignoriert, bis er schließlich resignierte. Diese passive Unterwerfung unter äußere Kräfte hat sich tief in seine psychische Struktur eingegraben und führt dazu, dass er seine eigenen Grenzen als unwirksam erlebt und sich innerlich zurückzieht, anstatt für seine Bedürfnisse einzustehen. Zugleich ist es dem Patienten nicht möglich zu erkennen, wie er durch sein eigenes Verhalten der Überanpassung die Wiederholung traumatisch erlebter Szenen in der Gegenwart reproduziert, ganz im Sinne des Wiederholungszwangs. Ein Übermaß an Kontrolle ist der Versuch, der erlebten Hilflosigkeit etwas Wirksames entgegenzusetzen. Diese starke Kontrolltendenz äußerte sich in dem Moment, als ich ihn gebeten hatte, »sich so auf die Therapiematte zu legen, wie es angenehm für ihn sei; er entscheidet sich dafür, auf dem Bauch zu liegen. Ich beobachte für eine Weile seine Atmung und mir fällt auf, dass Körperbewegungen um die Flanken herum gut sichtbar sind, dass hingegen sein Thorax unbeweglich erscheint« (s. o.). Das Ausmaß der Unbeweglichkeit seines Thorax war auffällig; es war ein Zeichen für eine vollkommen verinnerlichte und dem Bewusstsein weitgehend entzogene Kontrolltendenz.[14]

Unbewusste Grundüberzeugungen im Vergleich

Vergleicht man diese unbewussten Grundüberzeugungen mit denen der Patientin aus dem ersten Beispiel, so lassen sich sowohl Parallelen als auch deutliche Unterschiede feststellen. Beide Patient:innen haben früh gelernt, ihre Emotionen zu kontrollieren und nicht ungefiltert zum Ausdruck zu bringen. Während die erste Patientin dies jedoch durch kognitive Kontrolle und eine hoch entwickelte Reflexionsfähigkeit erreicht, scheint der zweite Patient eine ausgeprägtere Form körperlicher Abwehr entwickelt zu haben. Seine Affekte sind weniger rationalisiert, sondern in muskulären Spannungen eingefroren. Die Starre seines Thorax war diesbezüglich ein eklatantes Merkmal. Obwohl die erste Patientin eine Reihe konflikthafter und kränkender Erfahrungen in ihrer Biografie erleben musste und sich daraus eine Kontrolltendenz entwickelte, war diese von der Intensität her nicht vergleichbar mit jener des zweiten Patienten. Parallel dazu war das erlebte Ausmaß an »Gefahr« unterschiedlich: Bei ihr ging es um Kränkungsschmerz, um Verletztheit, bei ihm jedoch um einen Mix voneinander schwer unterscheidbarer Gefühle wie Ohnmacht, Wut und Fragmentierungsangst. Die hinter der Kontrolltendenz stehenden Gefühle sind zugleich von hoher Intensität und schwer unterscheidbar, was das innere Bedrohungserleben verstärkt und die massive Kontrolltendenz begünstigt, die sich in der Immobilität des Thorax manifestiert.

Aus diesen Erkenntnissen ergeben sich therapeutische Schlussfolgerungen sowohl für die körperliche als auch für die sprachliche Begleitung: Das Ausmaß der Angst des zweiten Patienten muss verstanden, respektiert und das therapeutische Vorgehen entsprechend abgestimmt werden. Bei ihm erfordert dies ein besonders kleinschrittiges Vorgehen mit häufigeren Rückfragen als bei der ersten Patientin. Gleichzeitig gilt es, die

14 Es ist dies m.E. ein Beispiel dafür, wie sich eine körperliche Manifestation zugleich aus zwei Wissensquellen gleichzeitig speisen kann: dem impliziten Körper- und Beziehungswissen, das nicht verdrängt und auch nicht (ausreichend) symbolisierbar ist, und dem dynamischen Unbewussten als Folge verdrängter Konflikte, das grundsätzlich symbolisierungsfähig ist. Das Wechselspiel zwischen diesen beiden Formen des Unbewussten – dem deskriptiven und dem dynamischen Unbewussten – wäre eine eigene theoretische Arbeit wert.

ambivalente Bedeutung körperlichen Kontakts stets zu reflektieren, da er sowohl Schutz bieten als auch überwältigend wirken kann.

Reflexionen zur gewählten körperlichen Berührung

Der Zugang zu diesem Patienten über körperliche Berührung – insbesondere durch die Atemmobilisation – zeigt sich daher als zweischneidiges Schwert, das sowohl wertvolle therapeutische Möglichkeiten eröffnet als auch erhebliche Risiken birgt. Die Berührung in Form eines gezielten Drucks auf den Rücken diente dem Ziel, den blockierten Atemraum zu mobilisieren und so einen Zugang zu affektiv gebundenen, aber bislang unbewusst gehaltenen Emotionen zu ermöglichen. Die unmittelbare Reaktion des Patienten – das plötzliche Auftauchen einer verdrängten Kindheitserinnerung – weist darauf hin, dass diese Intervention tatsächlich einen tief liegenden affektiven Kern berührt hat. Das zeigt das Potenzial von körperpsychotherapeutischen Techniken: Sie ermöglichen es, emotionale Inhalte freizusetzen, die verbal schwer zugänglich sind, und können so tief verwurzelte Muster der Affektregulation sichtbar machen. Die Berührung hat damit einen Weg zu präverbalen oder verdrängten Erlebnissen eröffnet, die bislang nicht bewusst waren.

Gleichzeitig lassen sich in dieser therapeutischen Situation mehrere Risiken erkennen, die aus der strukturellen Organisation des Patienten resultieren. Er verfügt über ein gering integriertes Strukturniveau, was sich in einer eingeschränkten Affektwahrnehmung und -differenzierung sowie in der Dominanz von Spaltung als Abwehrmechanismus zeigt. Die Tatsache, dass er seine Emotionen vor allem über den Körper reguliert und Affekte nur schwer sprachlich differenzieren kann, legt nahe, dass eine körperliche Intervention zwar einen unmittelbaren Zugang zu verdrängten Inhalten eröffnet, aber nicht notwendigerweise eine psychische Integration dieser Inhalte gewährleistet. Ein zentrales Risiko besteht darin, dass die mobilisierte Erinnerung zwar bewusst wird, aber nicht hinreichend verarbeitet werden kann, sodass sie lediglich als Fragment bestehen bleibt oder sogar zu einer unbewussten Reinszenierung der ursprünglichen Ohnmachtserfahrung führt.

Das grundlegende Problem in einem solchen Fall liegt also in der potenziellen Reaktivierung alter traumatischer Muster. Die therapeutische Berührung kann von dem Patienten unbewusst als ein weiteres »Eindringen« erlebt worden sein – insbesondere, da er in seiner Biografie wiederholt Erfahrungen von Kontrollverlust und Grenzüberschreitung gemacht hat. Die Reaktion des Patienten am Beginn der Folgestunde – wirre Assoziationen, ohne dass sich ein roter Faden einstellen will, trotz seiner Beteuerung, wie wichtig dieser Erinnerung für ihn gewesen sei – war ein solches Zeichen und deutete eher auf eine weitere Schwächung seiner ohnehin labilen inneren Organisation. Mit anderen Worten: Die therapeutische Regression, an sich erwünscht in der psychodynamischen Körperpsychotherapie, überschritt zum gegebenen Zeitpunkt ein Ausmaß, das den Eindruck einer förderlichen Entwicklung vermittelte, würde man auf der körperlichen Ebene derzeit weiterarbeiten. Ich nahm von diesem Vorhaben daher für eine Weile Abstand.

Eine Alternative: Die Selbstberührung[15]

Die Kraft der Selbstberührung kann in der therapeutischen Arbeit eine wertvolle Alternative zur direkten körperlichen Intervention darstellen, insbesondere bei Menschen, die früh Grenzüberschreitungen erlebt haben oder eine geringe Ich-Integration aufweisen. Anstatt von einer externen Berührung überrascht oder in eine passive Rolle gedrängt zu werden, kann die Patient:in selbst entscheiden, in welchem Tempo und mit welcher Intensität sie sich berührt. Diese Herangehensweise ermöglicht nicht nur eine tiefere Eigenwahrnehmung, sondern fördert auch das Gefühl der Selbstermächtigung.

Selbstberührung bieten Patient:innen die Möglichkeit, eigene Grenzen zu respektieren und sich aktiv für oder gegen eine Berührung zu entscheiden. Dies reduziert das Risiko, sich überwältigt oder in eine passive Position gedrängt zu fühlen, wie es häufig bei Menschen mit traumatischen Erfahrungen der Fall ist. Indem die Patient:in sich selbst berührt, kann sie in einem geschützten Rahmen neue Erfahrungen machen, ohne das Gefühl von Hilflosigkeit oder Fremdbestimmung zu erleben. Die eigene Hand auf eine körperliche Spannung oder Blockade zu legen, schafft eine direkte Verbindung zwischen Empfindung und Bewusstsein. Das bewusste Spüren der eigenen Hand während einer Atembewegung kann helfen, körperliche Empfindungen differenzierter wahrzunehmen. Dies ist besonders hilfreich bei Patient:innen, die dazu neigen, körperliche und emotionale Erfahrungen abzuspalten oder zu rationalisieren.

15 Vgl. dazu auch Cubasch & Böckle (2025).

Ein behutsames Vorgehen, bei dem die Patient:in zunächst lernt, die eigene Berührung als wohltuend und regulierend zu erleben, kann eine Brücke zu tieferen therapeutischen Prozessen schlagen. Dies ermöglicht eine sanfte Annäherung an körperliche Themen, ohne die Gefahr einer Reinszenierung oder einer unbewussten Abwehrreaktion. Gleichzeitig kann die bewusste Selbstberührung als Werkzeug zur direkten Affektregulation genutzt werden. Indem die Patient:in lernt, sich in herausfordernden Momenten selbst zu berühren, gewinnt sie eine wertvolle Strategie zur Beruhigung und Stabilisierung, die ihr auch außerhalb des Therapiekontextes zur Verfügung steht.

In der praktischen Umsetzung kann die Patient:in eingeladen werden, ihre Hand sanft auf den Brustbereich oder den Bauch zu legen und ihre Atembewegungen zu beobachten. Dies fördert eine bewusste Verbindung zum eigenen Körper und kann als erster Schritt in Richtung Körperarbeit dienen. Sie kann selbst entscheiden, ob und wo sie sich berühren möchte, was ihr ein Gefühl von Kontrolle und Sicherheit vermittelt. Durch gezielte Reflexion ihrer Empfindungen wird die Selbstwahrnehmung vertieft, indem sie sich Fragen stellt wie: »Wie fühlt sich diese Berührung an?«, »Gibt es Unterschiede zwischen verschiedenen Körperstellen?« oder »Wie verändert sich die Empfindung im Verlauf der Übung?« Darüber hinaus kann die Patient:in ermutigt werden, die Technik der Selbstberührung auch außerhalb der Therapie zu nutzen, um in Stresssituationen oder bei emotionaler Belastung einen selbstregulierenden Mechanismus zur Verfügung zu haben.

Die Selbstberührung stellt eine respektvolle, sanfte und hochwirksame Alternative zur direkten körperlichen Intervention durch Therapeut:innen dar. Sie stärkt das Selbstbewusstsein, fördert die körperliche Selbstwahrnehmung und ermöglicht eine tiefere, eigenverantwortliche Integration von affektiv besetzten Erlebnissen. Gerade bei Patient:innen mit einer Vorgeschichte von Grenzverletzungen oder einem geringen Integrationsniveau kann dieser Ansatz einen geschützten Raum bieten, in dem sich nachhaltige Veränderungen entwickeln können.

Scham und Nähe-Distanz-Regulierung

Die therapeutische Arbeit mit dem Patienten beinhaltete eine körperliche Intervention, die eine tief verwurzelte Erinnerung freisetzte. Unter dem Gesichtspunkt der Nähe-Distanz-Regulierung stellt sich die Frage, ob durch die Intervention eine übermäßige Annäherung in seinen Nahraum erfolgte. Gerade bei Patient:innen mit frühen Grenzverletzungen und einer geringen psychischen Integration besteht das Risiko, dass Berührungen oder körperzentrierte Interventionen als ungewolltes Eindringen erlebt werden. Dies kann, bewusst oder unbewusst, alte Erfahrungen von Ohnmacht und Kontrollverlust reaktivieren.

In der konkreten Sitzung zeigte sich, dass der Patient auf die Atemmobilisation zwar mit einer biografisch bedeutsamen Erinnerung reagierte, jedoch in seiner affektiven Verarbeitung begrenzt blieb. Er beschrieb ein Gefühl von »Frustration«, was auf eine eingeschränkte Differenzierungsfähigkeit seiner Affekte hinweist. Es bleibt also offen, ob die Intervention ihn tatsächlich in einen bewussten und reflektierten Verarbeitungsprozess führen konnte oder ob sie eher eine unbewusste Reinszenierung früherer Ohnmachtserfahrungen darstellte.

Die Scham des Patienten spielte in den ersten 70 Sitzungen der Therapie keine explizite Rolle, doch die Interaktion in dieser Sitzung macht deutlich, dass sie ein zentraler Faktor in seiner psychischen Organisation ist. Scham zeigt sich häufig nicht in direkter Form, sondern über affektive Distanzierung, Vermeidung oder kognitive Kontrolle. Die Zurückhaltung des Patienten, sich in der Sitzung offen auf das emotionale Erleben einzulassen, könnte also auch durch Scham vermittelt sein.

Ein wichtiger Aspekt in der therapeutischen Arbeit mit Scham ist, dass sie sich durch unmittelbares Ansprechen oft verstärkt. Das bewusste Abwarten kann daher eine klügere Strategie sein, bis der Patient selbst einen Punkt erreicht, an dem er bereit ist, sich mit dieser affektiven Dimension auseinanderzusetzen. In der Arbeit mit strukturell wenig integrierten Patienten kann dies Jahre dauern. Die Gefahr eines vorschnellen Thematisierens liegt darin, dass der Patient sich entblößt fühlt und sich entweder weiter zurückzieht oder sich durch verstärkte Abwehrmechanismen noch mehr verschließt.

In der therapeutischen Beziehung ist es weniger entscheidend, Störungen gänzlich zu vermeiden, sondern sie bewusst wahrzunehmen und zu reflektieren. Dabei ist nicht immer die beste Wahl, Störungen sofort anzusprechen, da dies selbst ein Beschämungspotenzial in sich trägt. Vielmehr geht es darum, das richtige Timing zu finden, wann eine Thematisierung sinnvoll und für den Patienten tragbar ist. Ein flexibles, aber bewusstes Vorgehen ist daher von besonderer Bedeutung: Einerseits braucht es die Fähigkeit, feine Zeichen für Unbehagen oder Distanz zu erkennen, andererseits die Geduld, nicht vorschnell aufzuklären, sondern Störungen schrittweise in den therapeutischen Prozess zu integrieren. Dabei kann es hilfreich sein, alternative Wege zu erkunden, wie beispielsweise die Nutzung von Selbstberührung als weniger intrusiven Zugang zur Körpererfahrung.

Zusammenfassung

Die Analyse auf den zweiten Blick hat deutlich gemacht, dass die Situation mit diesem Patienten weitaus komplexer ist, als es zunächst den Anschein hatte. Während es in der ersten Analyse so schien, als sei der Patient von seiner Körpererinnerung überwältigt und als habe sich durch die Atemmobilisation ein unmittelbarer Zugang zu tiefliegenden Affekten eröffnet, zeigt die vertiefte Betrachtung, dass der Prozess weitaus widersprüchlicher verlief. Die spontane Erinnerung an eine grenzüberschreitende Kindheitserfahrung war zwar ein wichtiges therapeutisches Ereignis, doch bleibt fraglich, inwiefern der Patient diese Erfahrung tatsächlich emotional durchdringen konnte oder ob er in einer vertrauten Strategie der kognitiven Distanzierung und affektiven Erstarrung verharrte.

Ein zentrales Ergebnis der vertieften Analyse ist, dass der Patient nicht einfach von seiner Erinnerung »überwältigt« wurde, sondern vielmehr in einem inneren Spannungsfeld zwischen affektiver Aktivierung und Widerstand gegen das Fühlen gefangen blieb. Die Erinnerung an das übergriffige Kitzeln in der Kindheit ließ ihn auf einer bewussten Ebene überrascht zurück, aber sie führte nicht zu einer unmittelbaren emotionalen Öffnung. Stattdessen blieb er in einer kontrollierten, beobachtenden Haltung. Dies weist darauf hin, dass sein Widerstand gegen affektive Durcharbeitung nach wie vor stark war und dass sein Schutzmechanismus der Distanzierung und Körperblockade weiterhin aktiv blieb. Auch die folgenden Therapiejahre erwiesen sich bei diesem Patienten (wie eben bei gering strukturierten Patient:innen) als schwierig und herausfordernd.

Technische Gesichtspunkte

Die psychodynamische Körperpsychotherapie vereint tiefenpsychologische Reflexion mit körperbezogenen Interventionen. Während die theoretischen Grundlagen bereits im ersten Band (Geißler, 2023) skizziert wurden, widmet sich dieses Kapitel spezifischen technischen Aspekten dieser Arbeit. Dabei ist nochmals herauszustreichen, dass körperliche Prozesse nicht isoliert betrachtet, sondern in den psychoanalytischen Kontext eingebettet werden müssen. Gerade in der praktischen Anwendung zeigt sich, dass die Arbeit am Körperselbst eine differenzierte Methodik erfordert – eine Methodik, die einerseits präzise strukturiert, andererseits flexibel genug ist, um sich dem individuellen Erleben der Patient:innen anzupassen. Dieses Kapitel stellt verschiedene Zugänge vor, die sowohl in der Einzeltherapie als auch in gruppendynamischen Prozessen Anwendung finden.

Im Folgenden werden technische Hinweise gegeben, wie der *Zugang zu Affekten* auf der körperlichen Ebene mit sprachlicher Begleitung ermöglicht werden kann. Es werden dabei wiederholt Vergleiche zur Bioenergetischen Analyse hergestellt. Obwohl es keinen strikten Unterschied zwischen diesen beiden Methoden gibt, sind die Schwerpunktsetzungen doch verschieden.

Freude

Freude ist ein Affekt, der oft hinter tief verwurzelten Spannungen, Unsicherheiten oder sogar Schuldgefühlen verborgen liegt. In der psychodynamischen Körperpsychotherapie wird Freude nicht als isoliertes Gefühl betrachtet, sondern als ein affektiv-körperlicher Prozess, der sich in der therapeutischen Beziehung und in der Selbstwahrnehmung der Patient:in entfalten kann. Die Arbeit am Körperselbst ist dabei zentral.

Ein Zugang zur Freude kann über die Atmung erfolgen. Freude ist mit einem spezifischen Atemmuster verbunden, das sich durch eine offene Brust, eine verlängerte Ausatmung und eine gewisse Leichtigkeit in der Atemführung auszeichnet. Die Therapeut:in kann die Patient:in einladen, sanft mit ihrer Atmung zu experimentieren: »Was passiert, wenn Sie Ihre Ausatmung ein wenig verlängern und dabei auf Ihr Brustgefühl achten?« Dieses bewusste Erspüren kann helfen, subtile Empfindungen von Weite oder Leichtigkeit wahrzunehmen, die sich allmählich in ein freudvolles Erleben wandeln können.

Neben der Atmung ist Bewegung eine grundlegende Form von Lebensenergie. Freude zeigt sich oft in spontanen, fließenden Bewegungen, im rhythmischen Schwingen oder im freien Spiel mit dem Körper. Hierbei ist es entscheidend, keine festen Übungen vorzugeben, sondern explorative Möglichkeiten anzubieten. Ein Beispiel könnte sein: »Können Sie spüren, was Ihr Körper tun möchte, wenn Sie sich ein bisschen freier bewegen dürfen?« Oft zeigt sich in solchen Momenten, dass Patient:innen – besonders solche mit starken Hemmungen oder kontrollierenden Abwehrmechanismen – zunächst zögern. Kleine, verspielte Bewegungen wie ein sanftes Schütteln der Hände oder ein vorsichtiges Pendeln des Körpers können jedoch allmählich Freude wecken.

Ein weiterer Zugang zur Freude liegt in der therapeutischen Beziehung selbst. Freude entsteht häufig in Momenten gelungener Resonanz, etwa in einem spontanen Lächeln oder einem kurzen Augenkontakt, der von der Patient:in bewusst wahrgenommen wird. Die Therapeut:in kann einladen: »Was nehmen Sie in diesem Moment wahr, wenn Sie mir für einen Moment in die Augen sehen?« Hierbei geht es nicht darum, Freude zu »erzwingen«, sondern sie in einem interaktiven Raum zu ermöglichen. Manchmal zeigen sich zunächst andere Affekte, wie Scham oder Angst, aber gerade in diesen Übergängen kann Freude aufkommen, wenn die Patient:in spürt, dass ihr Ausdruck angenommen wird.

Auch der stimmliche Ausdruck kann als Weg zur Freude dienen. Ein sanftes Summen, ein tiefes, zufriedenes Seufzen oder ein leises Lachen können den Zugang zum eigenen Erleben intensivieren. Ein behutsamer Impuls der Therapeut:in könnte lauten: »Wie wäre es, wenn Sie einen kleinen Ton machen, der sich angenehm anfühlt?« Oft sind es nicht die großen emotionalen Durchbrüche, sondern die kleinen, fast unscheinbaren Momente, in denen Freude ihren Raum findet.

Im Gegensatz zur psychodynamisch-dialogischen Arbeit fokussiert die bioenergetische Körperarbeit auf strukturiertere Übungen, um Freude durch körperliche Expressivität zugänglich zu machen. Hier kann es hilfreich sein, den Körper zu schütteln oder rhythmisch zu hüpfen, um blockierte Energie zu lösen. Diese Techniken sind besonders geeignet, wenn körperliche Starre oder muskuläre Verspannungen eine Rolle spielen. Doch während die Bioenergetik stärker über das körperliche Tun zur Emotion führt, entwickelt sich Freude in der psychodynamischen Körperpsychotherapie oft aus dem interaktiven Geschehen heraus – aus dem gemeinsamen Entdecken, Wahrnehmen und Erleben im Hier und Jetzt.

Letztendlich geht es uns in der psychodynamischen Körperpsychotherapie weniger darum, Freude als Ziel zu »produzieren«, sondern ihr einen Raum zu geben, in dem sie sich entfalten kann. Dieser Raum durch feine Abstimmung, behutsame Impulse und eine Haltung des Nicht-Wissens geschaffen, ist eine Einladung an die Patient:innen, Freude als etwas zu entdecken, das bereits in ihnen existiert, als Potenzial, das vielleicht lange keinen Ausdruck finden konnte.

Lust

Lust ist ein Affekt, der tief in der Körpererfahrung verankert ist. Während Freude oft expansiv und nach außen gerichtet ist, umfasst Lust eine stärkere körperliche Erregung, eine Hinwendung zu sinnlichen Empfindungen und ein Erleben von Genuss, das oft mit einem Moment der Hingabe verbunden ist. In der psychodynamischen Körperpsychotherapie geht es darum, diesen Affekt aus seinem möglichen Rückzug, aus Scham, Angst oder Blockaden heraus, wieder in den Körper und in das Erleben zu integrieren.

Ein erster Zugang zur Lust kann über die Atmung erfolgen. Lust ist eng mit der Atembewegung verbunden, insbesondere mit tiefer, freier Bauchatmung. Viele Patient:innen atmen unbewusst flach, um intensive Gefühle zu vermeiden. Einfache Interventionen können helfen, sich wieder mit der natürlichen Atembewegung zu verbinden: »Spüren Sie, was passiert, wenn Sie bewusst tief in Ihren Bauch atmen und der Bewegung nachspüren?« Oft zeigen sich in diesen Momenten erste Hinweise auf Blockaden, etwa eine unbewusste Spannung im Becken oder eine Hemmung, den Atem wirklich loszulassen.

Neben der Atmung spielt die körperliche Erdung eine zentrale Rolle.

Lust braucht ein sicheres Gefühl im eigenen Körper. Menschen, die sich in ihrer Körperlichkeit unsicher oder abgespalten fühlen, haben oft Schwierigkeiten, sich für sinnliches Erleben zu öffnen. Ein erster Schritt kann sein, das eigene Gewicht bewusst zu spüren: »Lassen Sie sich für einen Moment ganz in den Boden sinken, spüren Sie Ihre Füße, Ihre Auflagepunkte. Gibt es einen Ort in Ihrem Körper, der sich besonders lebendig oder angenehm anfühlt?« Dieses Spüren des eigenen Körpers kann die Basis dafür schaffen, dass Lust nicht als etwas Fremdes, sondern als etwas Natürliches und Selbstverständliches empfunden wird.

Ein weiterer Zugang liegt in der Bewegung. Lust ist oft mit geschmeidigen, kreisenden oder wellenförmigen Bewegungen verbunden. Viele Patient:innen sind es gewohnt, ihren Körper in funktionalen, kontrollierten Mustern zu halten, sodass sich Lust nicht frei entfalten kann. In einem explorativen Rahmen kann ein einfaches Experiment angeboten werden: »Was passiert, wenn Sie Ihr Becken leicht kreisen lassen? Können Sie der Bewegung folgen, ohne sie zu bewerten?« Solche kleinen Bewegungsimpulse helfen dabei, die Verbindung zwischen Bewegung, Körper und Lust wiederherzustellen, ohne dass die Erfahrung sexualisiert wird.

Lust zeigt sich jedoch nicht nur in Bewegung, sondern auch in der Stimme. Oft sind lustvolle Empfindungen mit stimmlichem Ausdruck verbunden – mit einem Seufzen, einem tiefen »Mmmh« oder einer spielerischen Vokalisierung. Ein therapeutischer Impuls könnte lauten: »Lassen Sie einen Laut entstehen, der angenehm für Sie ist. Vielleicht ein sanftes Summen oder ein tiefes Ein- und Ausatmen mit Ton.« Hierbei geht es nicht darum, etwas zu erzwingen, sondern darum, den Zusammenhang zwischen Körperempfinden und Ausdruck erlebbar zu machen.

Ein wesentliches Thema in der Arbeit mit Lust sind Blockaden und Hemmungen. Viele Menschen haben durch soziale, familiäre oder kulturelle Prägungen ein tiefes Unbehagen gegenüber Lust entwickelt. Scham, Schuld oder Angst können sich als muskuläre Spannung manifestieren, besonders im Becken, Brustkorb oder Kiefer. Eine behutsame Exploration kann helfen: »Was passiert in Ihrem Körper, wenn Sie sich vorstellen, dass Sie Lust empfinden dürfen?« Oft zeigen sich subtile Abwehrmechanismen – ein Einziehen der Schultern, ein Zurückhalten des Atems, ein unbewusstes Anspannen der Muskulatur. Durch ein bewussteres Wahrnehmen dieser Reaktionen kann die Patient:in beginnen, ihre eigenen Muster zu verstehen und sanft zu verändern.

Auch die therapeutische Beziehung kann ein wichtiger Zugang zur

Lust sein. Lust ist nicht nur eine private Empfindung, sondern auch eine Erfahrung von Resonanz. Augenkontakt kann hier eine Brücke sein: »Schauen Sie mir für einen Moment in die Augen und spüren Sie, was es mit Ihnen macht.« Für manche Patient:innen kann dies mit Widerständen verbunden sein, doch genau hier liegt die Möglichkeit, neue Erfahrungen zu machen – sich gesehen zu fühlen, ohne sich entblößt oder beschämt zu erleben.

Berührung spielt in der psychodynamischen Körperpsychotherapie eine besondere Rolle, sowohl in der Vorstellung, also im Fantasiebereich, als auch in der konkreten körperlichen Berührung und auch in der Selbstberührung. Eine mögliche Intervention aus der Vorstellungsebene wäre: »Können Sie sich vorstellen, wie es wäre, sanft an der Hand gehalten zu werden? Welche Empfindung entsteht in Ihnen?« Diese Arbeit mit der inneren Vorstellung von Berührung kann helfen, Lust als etwas Willkommenes, etwas Lebendiges zu erfahren. Die konkrete klinische Situation entscheidet, ob es bei der Vorstellung bleibt oder ob eine Probehandlung erfolgt.

Schließlich geht es in der Arbeit mit Lust auch um das Spiel zwischen Kontrolle und Hingabe. Lust entsteht oft in Momenten, in denen sich der Körper frei bewegen darf, ohne starre Muster. Ein kleines Experiment: »Lassen Sie Ihren Körper sich einmal schütteln oder räkeln, so wie eine Katze nach dem Aufstehen. Wie fühlt sich das an?« Solche spielerischen Erkundungen können helfen, Blockaden sanft zu lösen und eine neue Beziehung zur eigenen Körperlichkeit zu entwickeln.

Insgesamt geht es in der psychodynamischen Körperpsychotherapie nicht darum, Lust künstlich zu erzeugen, sondern ihr einen Raum zu geben, in dem sie sich natürlich entfalten kann. Durch Atem, Bewegung, Stimme, Erdung und interaktive Prozesse kann sich ein Zugang zu diesem Affekt öffnen – nicht als Leistung oder Ziel, sondern als eine Wiederentdeckung von Sinnlichkeit, Lebendigkeit und Genuss, die oft lange Zeit verborgen lag.

Zusammenfassend kann gesagt werden: Während die psychodynamische Körperpsychotherapie sich stark an der therapeutischen Beziehung und den interaktiven Prozessen orientiert, setzt die Bioenergetische Analyse verstärkt auf körperlich-expressive Techniken, um Lust als Energiefluss zu aktivieren. In der Bioenergetik wird Lust oft durch strukturierte Übungen wie Schütteln, Springen oder Vibrationsbewegungen gefördert, die darauf abzielen, muskuläre Blockaden zu lösen und unterdrückte Emotionen freizusetzen. Die psychodynamische Körperpsychotherapie hingegen verfolgt einen stärker dialogisch ausgerichteten Zugang, bei dem das körperliche Erleben in der therapeutischen Beziehung reflektiert und fein abgestimmt begleitet wird. Statt den Körper primär als Instrument zur Befreiung angestauter Energie zu betrachten, liegt der Fokus auf der subtilen Integration von Lust in die eigene affektive und interpersonelle Erfahrung. Damit ist Lust nicht nur eine Frage der körperlichen Aktivierung, sondern auch der inneren Erlaubnis, sie zu spüren und in Beziehung zu setzen – ein Prozess, der oft über behutsame Exploration und Resonanz geschieht, anstatt über gezielte körperliche Interventionen.

Angst

Angst ist ein hochaktivierender Affekt, der oft mit Erstarrung, Vermeidung oder Panikreaktionen einhergeht. Während Freude mit Offenheit und Expansion verbunden ist und Lust eine Form der Erregung und sinnlichen Hingabe darstellt, ist Angst kontraktiv: Der Körper zieht sich zusammen, die Atmung wird flacher, Muskeln verspannen sich. In der psychodynamischen Körperpsychotherapie geht es nicht darum, Angst zu vermeiden oder zu unterdrücken, sondern eine Möglichkeit zu schaffen, mit ihr in Kontakt zu treten und sie in einer regulierten Weise zu erleben. Ziel ist es, den Körper nicht mehr als Ort der Bedrohung, sondern als Quelle von Sicherheit und Selbstregulation zu erfahren.

Ein erster Zugang zur Angst erfolgt über die Körperwahrnehmung. Angst ist oft in konkreten Körperregionen spürbar – ein Druck auf der Brust, ein Ziehen im Bauch, ein Kloß im Hals. Die Therapeut:in kann sanft nachfragen: »Können Sie wahrnehmen, wo in Ihrem Körper sich die Angst am deutlichsten zeigt?« Diese erste Erkundung dient nicht dazu, die Angst zu lindern, sondern sie als körperliche Erfahrung bewusst zu machen. Wenn eine Patient:in beschreibt, dass sie das Gefühl hat, etwas schnüre ihr die Kehle zu, könnte die Therapeut:in einladen: »Bleiben Sie für einen Moment bei dieser Empfindung. Gibt es eine Bewegung in diesem Gefühl oder bleibt es starr?« Oft ist das bewusste Wahrnehmen bereits ein erster Schritt, um Angst weniger überwältigend zu empfinden.

Eng verknüpft mit der Körperwahrnehmung ist die Atmung. Angst führt oft zu flacher, unregelmäßiger oder angehaltener Atmung. Eine mögliche Intervention wäre: »Beobachten Sie Ihren Atem, wenn Sie an eine angstauslösende Situation denken. Können Sie spüren, ob Sie den Atem zurückhalten?« Durch eine sanfte Einladung zur vertieften Atmung – ohne sie zu erzwingen – kann ein Gefühl von Kontrolle zurückgewonnen werden. Manche Patient:innen merken dabei, dass sie in Angstmomenten fast unbewusst die Luft anhalten. Das bewusste Ausatmen kann dann als erste Möglichkeit erfahren werden, sich der Angst zu stellen, ohne von ihr überwältigt zu werden.

Bewegung ist ein weiterer zentraler Weg, um mit Angst zu arbeiten. Viele Menschen erleben Angst als körperliche Starre – ein Gefühl, »wie eingefroren« zu sein. Die Einladung zu kleinen, sanften Bewegungen kann hier helfen: »Was passiert, wenn Sie langsam Ihre Hände öffnen und schließen oder Ihre Schultern kreisen lassen?« Ziel ist es, dem Körper ein Signal zu geben, dass Handlungsfähigkeit auch in Momenten von Angst bestehen bleibt. Eine Patient:in, die sich in sozialen Situationen oft blockiert fühlt, könnte beispielsweise eingeladen werden, sich sanft zu wiegen oder bewusst die Füße in den Boden zu drücken, um eine Verbindung zur eigenen körperlichen Präsenz herzustellen.

Ein bedeutender Aspekt in der Angsttherapie ist die Beziehung zwischen Therapeut:in und Patient:in. Angst kann sich besonders in zwischenmenschlichen Begegnungen manifestieren, sei es in der Furcht vor Bewertung, Zurückweisung oder dem Verlust von Kontrolle. Eine therapeutische Intervention könnte lauten: »Wie ist es für Sie, wenn wir für einen Moment Blickkontakt halten? Können Sie wahrnehmen, was in Ihrem Körper geschieht?« Hier geht es nicht darum, die Patient:in zu zwingen, sondern vielmehr darum, das innere Erleben bewusst zu machen. Manche Patient:innen neigen dazu, Blickkontakt zu vermeiden. Statt dies zu korrigieren, kann es sinnvoll sein, zu fragen: »Spüren Sie nach – ist es für Sie sicherer, nur flüchtig hinzusehen? Welche Empfindung taucht dabei auf?« Durch diese bewusste Exploration können unbewusste Schutzmechanismen verständlicher und verhandelbarer werden.

Auch die Stimme kann ein Schlüssel zur Arbeit mit Angst sein. Angst zeigt sich oft in einer gepressten, zurückgehaltenen oder brüchigen Stimme. Die Therapeut:in kann einladen: »Was passiert, wenn Sie einen kleinen Laut machen – vielleicht ein leises Summen oder ein tiefes Seufzen?« Häufig haben Menschen mit Angst das Gefühl, »keine Stimme zu haben« oder sich nicht ausdrücken zu können. Ein behutsamer Einstieg über Klänge kann helfen, diesen blockierten Ausdruck sanft zu lösen.

Ein weiterer zentraler Punkt ist das Thema Nähe und Distanz. Angstpatient:innen haben oft Schwierigkeiten, ihre persönlichen Grenzen zu spüren oder zu regulieren. Hier kann die Therapeut:in spielerisch erkunden: »Wie nah oder fern möchten Sie jetzt bei bzw. von mir sitzen? Spüren Sie einen Unterschied, wenn Sie sich einen kleinen Schritt nach vorn oder hinten bewegen?« Diese Arbeit schafft ein Gefühl von Selbstbestimmung und Sicherheit im Kontakt.

Schließlich kann die bewusste Wahrnehmung der eigenen Körpergrenzen helfen, Angst abzubauen. Menschen mit chronischer Angst fühlen sich oft »haltlos« oder ohne Stabilität. Eine einfache Übung könnte sein: »Spüren Sie, wie Ihre Füße den Boden berühren. Lassen Sie sich für einen Moment ganz in den Untergrund sinken. Können Sie wahrnehmen, dass der Boden Sie trägt?« Dieses Erleben von körperlicher Sicherheit kann als Grundlage dienen, um sich innerlich stabiler zu fühlen.

Insgesamt geht es in der psychodynamischen Körperpsychotherapie nicht darum, Angst »wegzumachen«, sondern einen bewussten Umgang mit ihr zu ermöglichen. Durch dialogisch orientierte Atemarbeit, Bewegung und Beziehungsinteraktionen kann sich allmählich ein neuer Umgang mit Angst entwickeln – nicht als etwas, das verdrängt werden muss, sondern als ein Hinweis auf tiefere innere Prozesse, die sanft in Kontakt gebracht werden können.

Trauer

Trauer ist ein Affekt, der tief mit dem Erleben von Verlust, Abschied und Vergänglichkeit verbunden ist. Während Freude expansiv nach außen gerichtet ist und Lust mit Erregung und Hingabe einhergeht, hat Trauer eine introvertierte, zurückziehende Qualität. Im Gegensatz zu Angst, die auf eine zukünftige Bedrohung verweist, ist Trauer eine Reaktion auf eine bereits eingetretene Trennung oder eine tief empfundene Entbehrung. In der psychodynamischen Körperpsychotherapie geht es darum, diesen Affekt nicht zu unterdrücken oder zu umgehen, sondern ihn bewusst im Körper zu spüren, ihm Raum zu geben und ihn als eine natürliche Bewegung des Lebens zu integrieren.

Ein erster Zugang zur Trauer erfolgt über die Körperwahrnehmung. Trauer zeigt sich oft als körperliche Schwere – ein Druck in der Brust, eine Enge im Hals oder eine Müdigkeit in den Gliedern. Die Therapeut:in kann die Patient:in einladen: »Können Sie wahrnehmen, wo in Ihrem Körper

Sie Ihre Trauer am stärksten spüren?« Oft führt diese einfache Frage dazu, dass Patient:innen beginnen, ihre Trauer nicht nur kognitiv, sondern auch körperlich zu erfassen. Eine Patient:in, der sich »leer« fühlt, könnte eingeladen werden, genauer nachzuspüren: »Wie fühlt sich Ihr Brustraum an? Gibt es dort eine Bewegung oder bleibt die Leere starr?«

Die Atmung spielt eine wesentliche Rolle in der Verarbeitung von Trauer. Oft wird Trauer durch eine stockende oder zurückgehaltene Atmung unterdrückt. Ein behutsamer Impuls der Therapeut:in könnte lauten: »Was passiert, wenn Sie beim Ausatmen für einen Moment die Schwere in Ihrem Körper zulassen?« Durch bewusstes Ausatmen oder ein tiefes Seufzen kann sich die Trauer sanft vertiefen, anstatt blockiert zu bleiben. Manche Patient:innen bemerken, dass sie ihren Atem unbewusst anhalten, wenn sie über einen Verlust sprechen. Die Therapeut:in kann sie darin unterstützen, ihren Atem wieder fließen zu lassen, um auch den Trauerprozess ins Fließen zu bringen.

Bewegung ist ein weiterer wichtiger Zugang zur Trauer. Viele Menschen erleben Trauer als eine Art körperlicher Starre, als ob sie »in sich eingefroren« wären. Die Therapeut:in kann dazu einladen, sanfte Bewegungen auszuprobieren: »Lassen Sie Ihre Schultern für einen Moment ganz fallen. Können Sie spüren, ob Ihr Körper weicher werden darf?« Das Ziel ist nicht, die Trauer zu »beseitigen«, sondern sie durch Bewegung in einen Ausdruck zu bringen. Eine Patient:in, die sich »hart wie Stein« fühlt, könnte sanft angeregt werden, ihren Körper leicht zu wiegen oder mit den Füßen auf den Boden zu drücken, um ein Empfinden von Lebendigkeit zurückzugewinnen.

Auch die Stimme kann ein Weg sein, Trauer auszudrücken. Viele Menschen schlucken ihre Tränen hinunter oder vermeiden es, sich stimmlich zu äußern. Eine Möglichkeit wäre: »Was passiert, wenn Sie sich erlauben, einen tiefen Seufzer zu machen?« Oder: »Lassen Sie ein leises Summen entstehen, nur um zu spüren, wie Ihre Stimme sich in Ihrem Körper anfühlt.« Das Summen oder Brummen kann helfen, sich mit der eigenen inneren Welt zu verbinden und einen Ausdruck für das zu finden, was mit Worten schwer sagbar ist.

Ein zentraler Aspekt der Arbeit mit Trauer ist die Erinnerung an das Verlorene. Oft ist Trauer nicht nur eine Reaktion auf einen aktuellen Verlust, sondern auch ein Echo vergangener, unbewältigter Erfahrungen. Die Therapeut:in kann sanft fragen: »Wann haben Sie sich das letzte Mal so gefühlt? Gibt es eine Erinnerung, die in Ihnen auftaucht?« Solche Fragen können helfen, verborgene oder vergessene Trauererfahrungen ins Bewusstsein zu holen und ihre Zusammenhänge mit aktuellen Gefühlen zu verstehen. Eine Patient:in, die eine Enge im Brustkorb spürt, könnte beispielsweise erkennen, dass sie diese Empfindung bereits als Kind hatte, als sie den Verlust eines geliebten Menschen oder Haustiers erlebte.

Ein weiterer wichtiger Schritt in der Verarbeitung von Trauer ist das Zulassen von Tränen. In der psychodynamischen Körperpsychotherapie geht es weniger darum, Tränen zu »provozieren«, sondern einen sicheren Raum zu schaffen, in dem sie sich auf natürliche Weise zeigen dürfen. Eine Therapeut:in könnte sanft fragen: »Was passiert, wenn Sie sich für einen Moment erlauben, die Trauer da sein zu lassen?« Manche Patient:innen berichten, dass sie »schon lange nicht mehr geweint haben«. Hier kann die therapeutische Haltung entscheidend sein: Tränen werden nicht bewertet oder gestoppt, sondern als natürliche Ausdrucksform der Emotion anerkannt.

Auch die therapeutische Beziehung selbst kann eine wichtige Rolle spielen. Trauer braucht oft ein Gegenüber – eine Zeug:in, die den Schmerz mitträgt, ohne ihn zu verdrängen. Die Therapeut:in kann die Patient:in fragen: »Wie ist es für Sie, dass ich hier bin und Sie mit Ihrer Trauer nicht allein sind?« Manche Patient:innen erleben diese Beziehung als entlastend, andere spüren dabei Angst vor Abhängigkeit oder davor, sich emotional zu öffnen. Eine mögliche Intervention könnte sein: »Schauen Sie mich für einen Moment an – ich bin da.« Dieser Moment des Miteinanders kann helfen, die Trauer nicht als isolierendes Gefühl zu erleben, sondern als etwas, das in Beziehung gehalten werden kann.

Letztendlich ist es wichtig, Trauer als eine Bewegung zu verstehen. Viele Patient:innen haben Angst, dass sie »nie wieder aufhören wird«. Eine hilfreiche Perspektive könnte sein: »Trauer ist wie eine Welle – sie baut sich auf, erreicht ihren Höhepunkt und ebbt dann wieder ab.« Dies kann helfen, das Gefühl von Endlosigkeit zu durchbrechen und die Trauer als etwas zu erleben, das kommen darf, ohne das gesamte Leben zu dominieren.

Insgesamt geht es in der psychodynamischen Körperpsychotherapie nicht darum, Trauer zu vermeiden, sondern ihr einen natürlichen Ausdruck zu geben. Über Körperwahrnehmung, Atmung, Bewegung, Stimme, Erinnerung und die therapeutische Beziehung kann sie nicht nur durchlebt, sondern auch integriert werden – als eine tiefe, menschliche Erfahrung, die uns nicht für immer festhalten muss, sondern als eine natürliche Welle des Lebens fließen darf.

Kränkung

Kränkung ist ein Affekt, der sich durch eine Verletzung des Selbstwertgefühls auszeichnet. Während Trauer sich auf einen realen oder symbolischen Verlust bezieht und mit Ohnmacht oder Melancholie einhergeht, geht Kränkung oft mit einer narzisstischen Wunde einher – dem Gefühl, nicht gesehen, herabgesetzt oder abgewertet worden zu sein. Der Unterschied zur Trauer liegt auch darin, dass Kränkung häufig nicht offen gezeigt, sondern durch verschiedene Abwehrmechanismen – Rückzug, Trotz, Wut oder Rationalisierung – verdeckt wird. Dies macht es besonders wichtig, Kränkung nicht nur im verbalen Dialog, sondern auch auf der körperlichen Ebene wahrzunehmen und zu begleiten.

Ein erster Zugang zur Kränkung erfolgt über die feinen körperlichen Signale, die sie begleitet. Da viele Patient:innen Kränkungen verbergen, zeigt sich dieser Affekt oft nur in Mikroreaktionen: eine plötzliche Spannung im Gesicht, ein kurzes Stocken des Atems, eine unwillkürliche Versteifung der Schultern oder des Kiefers. Auch eine veränderte Gestik – etwa das Verschränken der Arme oder das plötzliche Abwenden des Blicks – kann auf eine subtile innere Verletzung hinweisen. Die Therapeut:in kann diesen Prozess sanft benennen, ohne ihn zu erzwingen: »Ich habe den Eindruck, dass meine Worte gerade etwas in Ihnen berührt haben – könnte das sein?« Diese vorsichtige Exploration erlaubt es der Patient:in, sich mit ihrer Reaktion auseinanderzusetzen, ohne dass Scham oder Abwehr verstärkt werden.

Auf der Ebene des Körperselbst ist es hilfreich, die Patient:in zu ermutigen, Kränkung als eine körperliche Empfindung zu identifizieren. Kränkung kann als Druck in der Brust, als Enge im Hals oder als diffuses Unwohlsein im Bauch wahrgenommen werden. Die Therapeut:in kann fragen: »Wenn Sie an eine Situation denken, in der Sie sich nicht ernst genommen fühlten – wo spüren Sie das in Ihrem Körper?« Anstatt die Kränkung kognitiv zu analysieren, wird so eine direkte Verbindung zur körperlichen Erfahrung hergestellt. Manche Patient:innen entdecken dabei, dass ihr Körper spontan reagiert, etwa durch eine leichte Schutzbewegung oder das Bedürfnis, sich zurückzulehnen. Die Therapeut:in kann dies unterstützen: »Bleiben Sie für einen Moment bei dieser Empfindung. Gibt es eine Bewegung, die Ihr Körper jetzt von selbst machen möchte?« Das kann eine kleine Geste sein, wie eine Hand auf den Bauch zu legen oder tief zu seufzen: ein Ausdruck einer selbstfürsorglichen Regulation.

Kränkung zeigt sich auch im therapeutischen Dialog. Da Patient:innen es oft vermeiden, ihre Kränkung direkt anzusprechen, kann die Therapeut:in helfen, sie behutsam in Worte zu fassen. Eine mögliche Intervention wäre: »Ich frage mich, ob meine Worte sich für Sie unangenehm angefühlt haben?« oder »Es könnte sein, dass Sie sich in diesem Moment nicht verstanden gefühlt haben – stimmt das?« Diese sanfte Einladung erlaubt es der Patient:in, sich gehört zu fühlen, ohne dass sie ihr Gefühl aus eigener Kraft »verteidigen« muss. Das bewusste Validieren der Kränkung (»Das ist verständlich, dass sich das für Sie nicht gut anfühlt«) hilft, den inneren Konflikt zwischen Verletzung und Abwehr aufzulösen.

Auf körperlicher Ebene kann es unterstützend sein, an der körperlichen Haltung anzusetzen. Kränkung führt oft zu einem gesenkten Blick, einer eingesunkenen Brust oder einer zurückgezogenen Körperhaltung. Die Therapeut:in kann ein Experiment vorschlagen: »Wenn Sie sich vorstellen, dass Sie Ihre Kränkung nicht verstecken müssen – wie würde sich Ihr Körper dann anfühlen?« Kleine Veränderungen, wie das bewusste Aufrichten des Oberkörpers oder eine tiefe Atmung, können das Selbstwertgefühl körperlich erfahrbar machen. Manche Patient:innen profitieren auch von einer sanften Berührungsarbeit, z.B. indem sie eine Hand auf ihr Herz legen und nachspüren: »Was passiert, wenn Sie diesen Bereich bewusst spüren?«

Da Kränkung oft mit Wut oder Trotz verbunden ist, kann es hilfreich sein, diesen Aspekt nicht nur zu besprechen, sondern ihn auch körperlich zu erforschen. Die Therapeut:in kann sanft nachfragen: »Wenn Sie sich vorstellen, dass Sie sich wehren dürfen – was passiert in Ihrem Körper?« Manchmal reicht eine kleine Geste, wie das bewusste Drücken der Füße in den Boden oder das Spüren der eigenen Kraft in den Armen, um eine neue Erfahrung von Selbstbehauptung zu ermöglichen. Diese Experimente sind in der Bioenergetischen Analyse als »Übungen« gedacht, um in einer hergestellten Art und Weise eher direkt an einen Affekt heranzugehen. In der psychodynamischen Körperpsychotherapie wird auch der Zugang zur Kränkung in der Regel dialogisch aus dem Gesamtgeschehen »herausdestilliert«, wobei oftmals Schamschranken zunächst überwunden werden müssen. »Wie fühlt es sich für Sie an, wenn ich Sie anschaue? Ist das angenehm oder unangenehm?« oder »Wenn Sie möchten, können Sie sich einen Moment zurücklehnen – spüren Sie, ob das für Sie eine Entlastung ist?« Dieses spielerische Experimentieren mit Abstand und Kontakt kann helfen, Kränkung nicht als absolute Trennung, sondern als regulierbare Erfahrung zu verstehen.

Zusammenfassend geht es in der psychodynamischen Körperpsychotherapie nicht darum, Kränkung zu »lösen«, sondern sie als wertvolle innere Erfahrung zugänglich zu machen. Über eine feine Wahrnehmung von Körpersignalen, eine achtsame Exploration im therapeutischen Dialog und eine sanfte Arbeit mit Haltung, Atmung und Bewegung kann die Patient:in eine alternative Beziehungserfahrung mit gezeigter Verletzlichkeit entwickeln. Anstatt Kränkung zu unterdrücken oder mit Wut zu überdecken, kann sie als authentische Empfindung erkannt werden – und damit in einem Raum gehalten werden, in dem sie nicht länger verborgen bleiben muss.

Ärger

Ärger ist ein hochaktivierter Affekt, der mit Grenzüberschreitungen, Frustration oder dem Gefühl von Ungerechtigkeit verbunden ist. Im Gegensatz zur Kränkung, die oft eine innere Verletzung des Selbstwerts darstellt und mit Scham oder Rückzug einhergeht, ist Ärger von der grundsätzlichen Qualität her etwas nach außen Gerichtetes, ein Signal an die soziale Umwelt, ein Ärger auslösendes Verhalten zu stoppen, einhergehend mit einem Bedürfnis nach Widerstand, Abgrenzung oder Selbstbehauptung. Der Unterschied zur Trauer besteht darin, dass Trauer nach innen geht – sie ist mit Verlust verbunden –, während Ärger oft mit dem Wunsch einhergeht, Einfluss auf eine Situation zu nehmen oder sie zu verändern.

Viele Patient:innen haben Schwierigkeiten mit ihrem Ärger. Manche haben gelernt, ihn zu unterdrücken, weil sie Angst haben, dass Wut soziale Ablehnung nach sich zieht oder dass sie außer Kontrolle geraten könnten. Andere lenken ihn um, indem sie statt Ärger Traurigkeit oder Sarkasmus zeigen. In der psychodynamischen Körperpsychotherapie geht es nicht darum, Ärger einfach »auszuleben«, sondern ihn bewusst wahrzunehmen, zu regulieren und als konstruktive Kraft für Selbstbehauptung und Grenzsetzung zu nutzen.

Ein erster Zugang zum Ärger erfolgt über die Wahrnehmung der körperlichen Reaktionen. Ärger manifestiert sich häufig als Spannung – zusammengebissene Zähne, angespannte Hände, ein harter Brustkorb oder ein Druck im Bauch. Die Therapeut:in kann die Patient:in einladen: »Wenn Sie an eine ärgerliche Situation denken – wo spüren Sie den Ärger in Ihrem Körper?« Das Ziel ist nicht, den Ärger sofort zu »lösen«, sondern ihn zunächst als körperliche Realität zu erfassen. Eine Patient:in, die sich oft voll von Ärger fühlt und nicht weiß, wie sie mit dieser Empfindung umgehen soll, kann lernen, sie im Körper bewusst wahrzunehmen, anstatt sie zu verdrängen oder unkontrolliert auszuagieren.

Die Atmung spielt eine wesentliche Rolle in der Regulation von Ärger. Viele Menschen halten unbewusst die Luft an oder atmen flach, wenn sie ärgerlich sind. Ein behutsamer Impuls könnte lauten: »Was passiert, wenn Sie ausatmen, ohne den Ärger wegzudrücken?« Die Idee ist nicht, den Ärger durch Atmung »wegzumachen«, sondern ihn in den Körper zu integrieren, ohne dass er sich aufstaut oder plötzlich eskaliert. Eine Patient:in, die dazu neigt, bei Ärger in eine innere Erstarrung zu verfallen, könnte ermutigt werden, durch bewusstes Ausatmen wieder Bewegung in ihren Körper zu bringen.

Ärger verlangt nach Bewegung. Er ist ein aktiver Affekt, der Ausdruck sucht. Viele Patient:innen erleben ihn aber als ein innerliches Brodeln, ohne diese Lebensbewegung körperlich zuzulassen. Die Therapeut:in kann vorsichtig nachfragen: »Wenn Ihr Körper seinem Ärger Ausdruck geben könnte – welche Bewegung würde er machen wollen?« Manche Patient:innen spüren dabei das Bedürfnis, die Schultern anzuspannen, die Füße fester in den Boden zu drücken oder eine subtile Vorwärtsbewegung zu machen. Eine Patient:in, die sich oft übergangen fühlt, aber körperlich völlig passiv bleibt, könnte eingeladen werden, bewusst ihren Fußstand auf dem Boden zu spüren oder ihre Schultern zu mobilisieren, um ein Gefühl für ihre innere Kraft zu bekommen.

Neben Bewegung ist auch die Stimme ein bedeutendes Ausdrucksmittel für Ärger. Viele Menschen unterdrücken ihre Stimme, um nicht als aggressiv wahrgenommen zu werden. Eine sanfte Einladung könnte sein: »Was passiert, wenn Sie leise summen oder tief seufzen, während Sie an die Situation denken?« Manche Patient:innen erleben dabei, dass ihre Stimme gepresst, zittrig oder angespannt ist – ein Hinweis darauf, dass Ärger im Körper gehalten wird. Eine behutsame Erkundung kann helfen, wieder Zugang zur eigenen stimmlichen Kraft zu finden.

Ein besonders wichtiger Bereich in der psychodynamischen Körperpsychotherapie ist der Umgang mit Ärger in der therapeutischen Beziehung. Ärger taucht oft im Hier und Jetzt der Therapie auf, wird aber nicht immer direkt geäußert. Die Therapeut:in ist aufgefordert, die oftmals subtilen Körpersignale wahrzunehmen und sie in einer Form in den Dialog einzubringen, der nicht beschämend ist: »Habe ich gerade etwas gesagt, das sich für Sie nicht gut angefühlt hat?« oder (vorsichtig) »Ich merke, dass sich Ihr Gesichtsausdruck verändert hat – könnte es sein, dass da ein Ärger ist?« Es geht dabei um sehr achtsame und kleinschrittige Exploration. Diese erlaubt es der Patient:in, ihrem Ärger im sicheren Rahmen der therapeutischen Beziehung zu erforschen.

Letztendlich geht es in der psychodynamischen Körperpsychotherapie darum, Ärger zu integrieren, ohne ihn destruktiv auszuleben. In der Arbeit am Körperselbst kann dies bedeuten, Spannung wahrzunehmen, ohne sofort darauf zu reagieren. Eine Frage könnte sein: »Darf Ihr Ärger für einen Moment einfach nur da sein, ohne dass Sie etwas damit tun müssen?« Eine Patient:in, die dazu neigt, Ärger impulsiv zu äußern oder sich durch ihn getrieben zu fühlen, kann durch bewusstes Wahrnehmen ihrer Körperreaktionen lernen, dass sie ihren Ärger fühlen kann, ohne ihm sofort nachgeben zu müssen. Im Endeffekt handelt es sich dabei um Arbeit an der psychischen Struktur, an Ärgerwahrnehmung, -differenzierung und -kommunikation auf der sprachlichen und auf der nichtsprachlichen Ausdrucksebene.

Wut

Wut ist ein intensiver Affekt, der mit starker körperlicher Erregung, Impulsivität und dem Gefühl von Kontrollverlust verbunden sein kann. Während Ärger oft sozial reguliert und gezielt eingesetzt werden kann, wird Wut als eruptiver und schwerer zu kontrollierender Affekt erlebt. Sie kann sich in plötzlichen Ausbrüchen entladen oder aber unterdrückt werden, was zu psychosomatischen Symptomen, innerer Spannung oder depressiver Verstimmung führen kann.

Viele Menschen haben gelernt, ihre Wut zu vermeiden, weil sie mit Gefahr, sozialer Ablehnung oder dem Verlust von Kontrolle assoziiert ist. Andere erleben Wut in einer destruktiven Form, ohne Zugang zu ihren tieferen Ursachen. In der psychodynamischen Körperpsychotherapie geht es darum, Wut nicht als Feind oder unkontrollierbare Kraft zu sehen, sondern sie als wertvolle Ressource für Selbstbehauptung und Klarheit zu integrieren.

In der Bioenergetischen Analyse wird Wut als ein Affekt betrachtet, der mit unterdrückter Energie und muskulären Blockaden verbunden sein kann. Da sich Emotionen im Körper manifestieren, setzt diese Methode auf körperlich-expressive Techniken, um Zugang zur Wut zu ermöglichen und sie in einem regulierten Rahmen erfahrbar zu machen. Eine wesentliche Technik ist die Arbeit mit der Stimme, da viele Menschen ihren Ausdruck drosseln, um nicht aggressiv zu wirken. Durch leises Summen oder tiefes Seufzen kann eine erste Brücke zu angestauten Emotionen geschlagen werden. Eine weitere Methode ist das Schlagen auf Matten oder Kissen, um unterdrückte Wut in einer geschützten Umgebung zu kanalisieren. Diese direkte Form des Affektausdrucks wird oft mit tiefem Atmen kombiniert, um den Körper zu aktivieren und die blockierte Energie freizusetzen. Zudem kann das bewusste Drücken der Füße in den Boden helfen, eine stabilisierende Basis zu finden, aus der heraus der emotionale Ausdruck entfaltet werden kann. Die gezielte An- und Entspannung von Muskeln dient ebenfalls dazu, unbewusste Verspannungen und festgehaltene Emotionen zu lösen.

Die psychodynamische Körperpsychotherapie verfolgt einen (aus unserer Sicht) differenzierteren und interaktiveren Zugang zur Wut. Hier steht die Beziehungsebene im Mittelpunkt, insbesondere die Übertragungs-Gegenübertragungs-Dynamik. Wut wird nicht durch unmittelbaren Ausdruck, sondern durch den therapeutischen Prozess selbst destilliert. Oft zeigt sich Wut zunächst durch subtile körperliche Signale, bevor sie bewusst wird, etwa durch angespannten Kiefer, geballte Fäuste oder eine versteifte Haltung. Die Therapeut:in kann diese unbewussten Körpersignale vorsichtig in die Wahrnehmung der Patient:in bringen, indem sie etwa anmerkt, dass sich ihr Gesichtsausdruck verändert hat oder dass eine Spannung im Raum spürbar ist. Die Wut wird dabei in der Regel zunächst nicht direkt benannt, sondern vorsichtig zur Exploration angeboten. Diese indirekte Herangehensweise verhindert, dass Widerstände oder Schammechanismen zu stark aktiviert werden.

Ein weiterer zentraler Bestandteil ist die Arbeit mit der Gegenübertragung. Die Therapeut:in nutzt ihre eigene emotionale Resonanz, um unbewusste Wutprozesse bei der Patient:in bewusst zu machen. So kann es vorkommen, dass die Therapeut:in in sich selbst eine leichte Gereiztheit spürt, während die Patient:in ruhig von einer ungerechten Situation berichtet. Anstatt die Wut der Patient:in direkt zu benennen, kann die Therapeut:in ihre eigene Wahrnehmung reflektieren, indem sie vorsichtig darauf hinweist, dass sich womöglich etwas schwer Aussprechbares im Raum befinden könnte. Dadurch wird der Patient:in die Möglichkeit gegeben, sich langsam mit ihrem eigenen Affekt auseinanderzusetzen, sofern sie dazu bereit ist.

Die Entwicklung von Wut in der Übertragungs-Gegenübertragungs-Dynamik ist ein sehr langsamer Prozess. Viele Patient:innen haben gelernt, ihre Wut zu unterdrücken oder in andere Affekte umzuwandeln, etwa in Traurigkeit oder Sarkasmus. Es kann Monate oder gar Jahre dauern, bis die Wut in einer Weise erkennbar wird, dass sie therapeutisch nutzbar gemacht werden kann. Dieser Prozess durchläuft verschiedene Phasen. Zunächst ist Wut oft latent vorhanden, zeigt sich aber nur in körperlichen Symptomen wie Verspannungen oder einer blockierten Atmung. In einer zweiten Phase beginnt die vorsichtige Exploration, in der die Therapeut:in behutsam nachfragt, ob bestimmte Empfindungen oder Spannungen möglicherweise mit einem emotionalen Zustand verbunden sein könnten. Mit der Zeit gelangt die Patient:in zur bewussten Wahrnehmung ihrer inneren Befindlichkeit, die sie irgendwann – wenn der therapeutische Prozess gut genug läuft – als Wut auf die Therapeut:in zu identifizieren vermag.[16]

Ein zentrales Ziel in der psychodynamischen Körperpsychotherapie besteht darin, dass Wut nicht mehr unbewusst kontrolliert oder verdrängt wird, sondern bewusst erlebt werden kann, ohne in destruktives Ausagieren zu münden. Dies erfordert ein feines Gleichgewicht zwischen vorsichtiger Konfrontation und respektvollem Zurückhalten. Ein Dialogbeispiel könnte folgendermaßen aussehen: Die Patient:in beschreibt eine Situation, in der sie sich unfair behandelt gefühlt hat, bleibt jedoch in ihrem Tonfall neutral. Die Therapeut:in könnte vorsichtig anmerken: »Ich merke, dass ich beim Zuhören eine leichte Spannung in mir spüre. Ist es möglich, dass da ein Gefühl von Wut im Raum steht?«. Diese Art der Begleitung gibt der Patient:in die Möglichkeit, sich ohne Druck mit ihren Affekten auseinanderzusetzen. Die erfolgreiche Integration von Wut mündet nach genügend langem Durcharbeiten in kraftvolleren Ausdrucksbewegungen, ob in gesamtkörperlichen Bewegungen, der Stimme oder im Augenausdruck.

Abscheu

Abscheu ist ein komplexer Affekt, der Elemente von Ekel und Verachtung enthält. Während Ekel eine archaische, körpernahe Reaktion auf sensorische Reize wie Gerüche oder Texturen darstellt, ist Verachtung ein stärker

16 Bei einer Patientin mit einer beträchtlichen strukturellen Störung, zu der ich auch publiziert habe (Geißler, 2019) hat dieser Prozess der schrittweisen Wahrnehmung von Wut innerhalb der Übertragungsbeziehung 8 Jahre benötigt (bei einer Sitzungsfrequenz von 1 bis 2 Wochenstunden).

sozial geprägter Affekt, der mit Distanzierung und Abwertung einhergeht. In der psychodynamischen Körperpsychotherapie geht es darum, Abscheu nicht reflexartig zu verdrängen, sondern diesen Affekt bewusst wahrzunehmen und seine tiefere Bedeutung zu erkunden. Oft ist Abscheu mit Schutzmechanismen verbunden – er kann eine Abwehr gegen Nähe oder gegen Gefühle von Hilflosigkeit sein, die in der therapeutischen Arbeit sanft erforscht werden können.

Ein erster Zugang zu Abscheu erfolgt über die Wahrnehmung der körperlichen Reaktionen. Da Abscheu eine starke somatische Komponente hat, zeigt er sich häufig im Gesicht (Nase rümpfen, Oberlippe hochziehen), im Atem (kurzes Luftanhalten, Enge in der Brust) oder im Bauchraum (Übelkeit, Druckgefühl). Die Therapeut:in kann die Patient:in einladen: »Können Sie wahrnehmen, was in Ihrem Körper passiert, wenn Sie an eine Situation denken, die Ihnen Abscheu bereitet?« Diese bewusste Wahrnehmung hilft, den Affekt als körperliche Realität zu erfassen, ohne ihn sofort abzulehnen oder zu unterdrücken. Eine Patient:in, die von einer unangenehmen Begegnung berichtet und dabei unbewusst ihre Lippen zusammenpresst, könnte vorsichtig darauf angesprochen werden: »Ich sehe, dass Ihre Lippen sich leicht anspannen – können Sie spüren, was in Ihnen vorgeht?«

Die Atmung spielt eine wesentliche Rolle im Umgang mit Abscheu. Viele Menschen halten unbewusst die Luft an oder atmen flacher, wenn sie mit etwas in Berührung kommen, das sie abstößt. Ein behutsamer Impuls der Therapeut:in könnte lauten: »Wie verändert sich Ihr Atem, wenn Sie an diese Situation denken?« oder »Was passiert, wenn Sie bewusst ausatmen, ohne gegen das Gefühl anzukämpfen?« Ziel ist es nicht, Abscheu durch Atmung »wegzumachen«, sondern der Patient:in zu helfen, ihn zuzulassen, ohne von ihm überwältigt zu werden.

Ein weiterer Zugang zu Abscheu erfolgt über Bewegung. Abscheu zeigt sich oft in unbewussten Rückzugsbewegungen, etwa einem plötzlichen Zurückweichen oder einem Reflex, die Hände vor den Körper zu bringen. Die Therapeut:in kann diesen Aspekt behutsam erforschen: »Wenn Ihr Körper seinem Abscheu Ausdruck geben könnte – welche Bewegung würde er machen wollen?« Manche Patient:innen spüren dabei das Bedürfnis, die Schultern hochzuziehen, sich abzuwenden oder die Hände schützend vor den Körper zu halten. Eine Patient:in, die sich stark abgestoßen fühlt, könnte eingeladen werden, bewusst wahrzunehmen, wie ihr Körper mit Distanzierungsimpulsen reagiert. Statt diese Reflexe sofort zu korrigieren, geht es darum, sie zunächst zu erforschen: »Erlauben Sie sich für einen Moment, diese Bewegung bewusst nachzuspüren. Was passiert dabei in Ihrem Inneren?«

Auch die Stimme kann ein wichtiges Medium sein, um Abscheu zu erkunden. Viele Menschen unterdrücken verbale Reaktionen auf Ekel, weil sie sie als unangemessen oder übertrieben empfinden. Eine therapeutische Einladung könnte lauten: »Wie würde Ihre Stimme klingen, wenn Sie Ihrem Abscheu Ausdruck verleihen?« oder »Probieren Sie aus, was passiert, wenn Sie tief seufzen oder summen, während Sie an die Situation denken.« Manche Patient:innen bemerken dabei, dass sie unbewusst den Kiefer anspannen oder die Zähne aufeinanderpressen. Durch sanfte Lautgebung – etwa ein tiefes Ausatmen mit leichtem Summen – kann die Spannung gelöst und der Affekt in den Ausdruck gebracht werden.

Ein besonders wichtiger Bereich ist der Umgang mit Abscheu in der therapeutischen Beziehung. Abscheu kann nicht nur in Bezug auf äußere Situationen auftreten, sondern auch im Kontakt mit der Therapeut:in spürbar werden – etwa als subtile Abwehr oder Distanzierung. Die Therapeut:in muss sensibel darauf achten, wenn die Patient:in sich plötzlich zurückzieht oder in ihrer Körperhaltung eine unerklärliche Spannung auftritt. Eine mögliche Intervention könnte sein: »Ich habe das Gefühl, dass sich gerade etwas verändert hat – könnte es sein, dass da ein Gefühl von Distanz entstanden ist?« Diese sanfte Einladung ermöglicht es der Patient:in, ihre Reaktion bewusst wahrzunehmen, ohne dass sie sich für sie rechtfertigen muss.

Der Umgang mit Abscheu in der psychodynamischen Körperpsychotherapie stellt eine besondere Herausforderung dar, weil dieser Affekt nicht nur bei der Patient:in, sondern ebenso bei der Therapeut:in starke Reaktionen auslösen kann. Während Angst, Wut oder Trauer im therapeutischen Kontext oft einen natürlichen Platz haben und als zu bearbeitende Affekte anerkannt sind, bleibt Abscheu vielfach unbewusst und wird selten als legitimes therapeutisches Thema betrachtet. Dies liegt nicht nur an der Scham, die auf Patient:innenseite mit als peinlich empfundenen Körperprozessen einhergeht, sondern auch an der tief verankerten sozialen und kulturellen Abwehr gegen diesen Affekt aufseiten der Therapeut:innen. Abscheu ist ein starkes Distanzierungsgefühl – es grenzt ab, es trennt, es weist zurück. Im therapeutischen Raum, der als Ort der Annahme und Offenheit verstanden wird, kann dies in einen Widerspruch geraten.

Wie also soll eine Therapeut:in mit diesem Affekt arbeiten, ohne entweder ihre eigene Reaktion abzuspalten oder die Patient:in zurückzuweisen, zu beschämen oder zu kränken? Der erste Schritt liegt in der Bereitschaft, die eigenen Abwehrreaktionen gegen Abscheu wahrzunehmen, mit anderen Worten: den Gegenübertragungswiderstand zu erkennen und zu reflektieren. Es ist nicht nur die Patient:in, die sich schämt – auch die Therapeut:in kann eine zunächst nicht bewusste Scham empfinden, wenn sie bemerkt, dass ihr etwas an der Patient:in abstoßend vorkommt, sei es ein Geruch, ein Geräusch, oder die äußere Erscheinung. Die Verdrängung oder Bagatellisierung dieser Reaktion kann jedoch dazu führen, dass sie umso stärker im therapeutischen Feld wirksam wird, sei es in Form von subtiler Distanzierung, unerklärlicher Gereiztheit oder einer plötzlichen Betonung rationaler Aspekte, um von der körperlichen Ebene wegzuführen.

Abscheu löst ab einem gewissen Ausmaß oft einen unmittelbaren Handlungsimpuls aus – ein Zurückweichen, ein Verziehen der Mundwinkel, ein verstärkter Atemzug, um einen unangenehmen Geruch zu vermeiden. Oft sind es aber subliminal wahrnehmbare Sinneseindrücke und damit einhergehende Mikroreaktionen, die allerdings für die Patient:in unterschwellig spürbar sein können, auch wenn sie nicht bewusst registriert werden. Wird der Affekt auf Therapeut:innenseite nicht reflektiert, bleibt die Patient:in mit einem diffusen Gefühl der Zurückweisung zurück, ohne genau benennen zu können, was geschehen ist.

Die eigentliche Herausforderung für die Therapeut:in besteht darin, Abscheu nicht nur als eigene innere Reaktion wahrzunehmen, sondern sie auch als legitimes Signal zu akzeptieren, ohne sie gegen die Patient:in zu richten. Dies bedeutet nicht, dass die Therapeut:in den Affekt ausleben soll, sondern dass sie ihn differenziert reflektiert und seine kommunikative Funktion versteht. Modellbildend vorauszugehen bedeutet hier, sich nicht von der eigenen Reaktion beherrschen zu lassen, sondern sie bewusst in das therapeutische Denken zu integrieren. Es kann hilfreich sein, sich innerlich zu fragen: Was genau stößt mich ab? Ist es tatsächlich der Geruch, das Geräusch, der Anblick – oder wird hier etwas anderes berührt, das über die Sinneswahrnehmung hinausgeht? Welche Gefühle begleiten meine Abscheu? Ist es nur Ekel, oder gibt es darunterliegend auch Irritation, Ärger, Scham oder Angst? Diese innere Differenzierung ist wesentlich, denn sie erlaubt es, das Phänomen nicht als »Problem der Patient:in« zu externalisieren, sondern es als eine geteilte Realität im therapeutischen Feld zu begreifen.

Ein bewusster Umgang mit Abscheu bedeutet nicht zwangsläufig, ihn direkt zu thematisieren, sondern zunächst eine innere Haltung zu entwickeln, die ihn nicht verdrängt, sondern reguliert. Dies kann durch bewusstes Wahrnehmen der eigenen körperlichen Reaktion geschehen: Was passiert mit meiner Atmung, meiner Muskelspannung, meiner Gestik? Wie kann ich in Kontakt bleiben, ohne mich zu distanzieren? Denn gerade hier liegt der entscheidende Punkt: Die Therapeut:in sollte nicht in eine Haltung geraten, sich »zusammenreißen« zu müssen, denn das führt oft zu einer noch stärkeren inneren Blockade und einer unbewussten Abwehrhaltung. Stattdessen kann sie eine Haltung der Offenheit kultivieren, die Abscheu als eine vorübergehende, aber legitime Reaktion aufnimmt, ohne sich von ihr beherrschen zu lassen. Es kann hilfreich sein, dies auch körperlich zu begleiten, etwa durch bewusstes Atmen oder kleine Veränderungen in der Körperhaltung, die eine Balance zwischen Nähe und Distanz ermöglichen.

In manchen Fällen kann es sinnvoll sein, das Thema indirekt ins Gespräch zu bringen, insbesondere wenn es sich wiederholt zeigt. Hier ist Fingerspitzengefühl gefragt. Eine vorsichtige Exploration könnte lauten: »Ich frage mich, ob es manchmal Situationen gibt, in denen Sie sich selbst unwohl fühlen mit bestimmten körperlichen Empfindungen oder Wahrnehmungen.« Solche Fragen eröffnen einen Raum, in dem die Patient:in selbst entscheiden kann, ob sie das Thema aufgreifen möchte, ohne sich in die Enge getrieben zu fühlen. Wenn die Patient:in selbst das Thema Abscheu oder Scham über ihren Körper anspricht, ist es wichtig, dies mit einer Selbstverständlichkeit aufzunehmen, die signalisiert: Dies ist ein menschliches Thema, es darf hier sein, es ist nichts, wofür man sich verstecken muss. Denn genau diese Haltung ist es, die die Patient:in übernehmen kann – dass sie ihre eigenen Abneigungen, ihren Ekel oder ihre Unsicherheiten nicht mehr nur als Defizit oder Peinlichkeit erlebt, sondern als Teil ihres affektiven Erlebens, das verstanden und reguliert werden kann.

Die eigentliche therapeutische Herausforderung besteht also nicht nur darin, Abscheu zu »akzeptieren«, sondern ihn aktiv in die affektive Landschaft der therapeutischen Arbeit zu integrieren. Dies bedeutet, als Therapeut:in vorzuleben, dass auch unangenehme Affekte nicht ausgeschlossen, sondern reflektiert und differenziert bearbeitet werden können. Es bedeutet, zu zeigen, dass man sich nicht von Affekten steuern lässt, sondern sie als Signale nutzt, die Hinweise auf tieferliegende Dynamiken geben können. Und es bedeutet, die eigene Scham in Bezug auf Abscheu zu durchdringen – denn solange die Therapeut:in ihre eigene Reaktion tabuisiert, wird sie auch für die Patient:in keinen offenen Raum schaffen können. Eine solche Haltung erfordert Mut, aber sie schafft eine therapeutische Atmosphäre, in der sich auch die »unmöglichen« Gefühle zeigen dürfen. Gerade dadurch wird die Therapeut:in zu einem Modell für die Patient:in; nicht, indem sie vorgibt, keine Abscheu zu empfinden, sondern indem sie zeigt, dass sie damit umgehen kann, ohne sich zu verschließen oder zu werten.

Vergleich: Verbales (psychoanalytisches) und offenes (körperpsychotherapeutisches) Setting

Eine Gegenüberstellung des verbal-analytischen Settings mit dem Setting der inszenierenden Interaktion eröffnet eine differenzierte Perspektive auf die therapeutische Arbeit. Scharff (2007) hat hierzu zentrale Vorarbeiten geleistet, die als strukturleitende Bezugspunkte für dieses Kapitel dienen mögen. Mein eigener Zugang betont zusätzlich den Zugang zum Affekt, die Nähe-Distanz-Regulierung sowie die Manifestation und den Umgang mit Scham. Die Verbindung dieser Aspekte ermöglicht eine vertiefte Reflexion über die Reichweite und Begrenzungen beider Settings.

Im klassischen psychoanalytischen Setting steht das Wort im Mittelpunkt: Die Patient:in liegt auf der Couch, assoziiert frei, während die Analytiker:in durch Deutungen strukturierend wirkt. Demgegenüber erlaubt das offene, körperpsychotherapeutische Setting, innere Zustände nicht nur sprachlich, sondern auch durch Körperausdruck und ihre räumliche Dynamik sichtbar zu machen. Während das psychoanalytische Setting das unbewusste Erleben primär in Form von Symbolisierungen zugänglich macht, nutzt das offene Setting den direkten körperlichen Ausdruck als weitere Ebene therapeutischer Erfahrung. Diese Unmittelbarkeit eröffnet einen direkteren Zugang zu affektiven Zuständen, birgt jedoch auch die Herausforderung, affektive und regressive Prozesse nicht vorschnell zu forcieren.

Ein wesentlicher Unterschied zwischen beiden Ansätzen liegt in der Aktivität der Therapeut:in. In der Psychoanalyse bleibt die Analytiker:in zurückhaltend und verfolgt einen beobachtenden Zugang, während das offene Setting die Therapeut:in in eine aktivere Rolle bringt, in der sie mit Körper, Bewegung und räumlicher Positionierung arbeitet. Diese aktive Form des therapeutischen Eingriffs kann Affekte direkt mobilisieren und sichtbar machen – was bei manchen Patient:innen einen produktiven Zugang schafft, bei anderen jedoch Abwehrmechanismen verstärken kann. Dies führt zur Frage der Nähe-Distanz-Regulierung, die in der Körperpsychotherapie besonders differenziert betrachtet werden muss. In praktischer Hinsicht geschieht dies auch, während in theoretischer Hinsicht eine genaue Ausarbeitung noch ansteht.[17]

Meine eigene Arbeit zeigt, dass die Wahl des Settings entscheidend für die Regulierung von Nähe und Distanz ist. Während das analytische Setting durch die räumliche Anordnung eine natürliche Distanz schafft, erzeugt das körperpsychotherapeutische Setting eine unmittelbare körperliche Präsenz beider Beteiligter, die Nähe und Distanz immer wieder neu austarieren lässt. Bei Patient:innen mit starken Verschmelzungsängsten oder einer Tendenz zur Selbstüberforderung kann diese Unmittelbarkeit zu einem Rückzug führen. Andererseits kann sie auch ermöglichen, Nähe auf einer nicht-invasiven, sondern spielerischen Ebene zu erproben. Die psychodynamische Körperpsychotherapie profitiert somit von der Möglichkeit, Nähe nicht nur über Worte, sondern über interaktive Prozesse zu regulieren – etwa durch Bewegungsexperimente, die ein vorsichtiges Herantasten an emotionale und körperliche Berührbarkeit ermöglichen.

Mit dieser Frage eng verknüpft ist die Rolle der Scham. Scham kann im analytischen Setting subtiler wirksam sein, etwa wenn sich Patient:innen durch ihre Assoziationen bloßgestellt fühlen oder wenn sie Angst haben, dass ihre Gedanken nicht »analysereif« sind. Im offenen Setting manifestiert sich Scham häufig unmittelbarer: Körperhaltung, Blickkontakt oder sichtbare körperliche Reaktionen können unbewusste Schamprozesse in Echtzeit erkennbar machen. Dies kann einerseits die Arbeit mit Scham erleichtern, indem sie nicht nur verbal, sondern auch körperlich bearbeitet wird – andererseits erfordert es eine besonders feine Wahrnehmung der Therapeut:in, um Scham nicht zu verstärken.

> Die stärkere Unmittelbarkeit im offenen Setting kann also nicht als Garantie dafür verstanden werden, dass sich affektive Prozesse in therapeutisch produktiver Weise vertiefen und eine therapeutisch heilsame Regression die Folge ist. Jeder therapeutische Zugang muss in dialektischer Hinsicht somit immer in seiner er-

17 Mir ist keine theoretische Schrift bekannt, in der der konkrete und insbesondere der peripersonale Raum als theoretische Konzeptionalisierung in der psychodynamischen Körperpsychotherapie explizit benannt wird. Im gesamten Feld der Körperpsychotherapie hat sich ein Autor wohl vor längerer Zeit dazu geäußert, nämlich Laban (1988), dessen Arbeit aber m.W. aktuell kaum rezipiert wird.

möglichenden, aber auch in seiner verhindernden Funktion gesehen werden.

Die Regulation von Scham erfordert ein hohes Maß an Abstimmung, insbesondere wenn Berührung oder räumliche Nähe ins Spiel kommen.

Die therapeutische Technik muss sich daher stets an der individuellen Dynamik der Patient:in orientieren. Während in der klassischen Psychoanalyse der Widerstand als Ausgangspunkt für Deutungen genutzt wird, kann im körperpsychotherapeutischen Rahmen Widerstand zunächst in seiner körperlichen Manifestation beobachtet und in kleinen Schritten bearbeitet werden. Eine zu direkte Konfrontation mit Affekten kann das Risiko bergen, dass sich Patient:innen in ihre Abwehren verschanzen, anstatt neue affektive Erfahrungen innerhalb der therapeutischen Beziehung machen zu können. Die behutsame Integration körperlicher Prozesse in den therapeutischen Dialog kann helfen, Affekte nicht nur sprachlich zu erfassen, sondern sie auch in ihrer unbewussten, somatischen Dimension zu verstehen.

Zusammenfassend zeigt der Vergleich beider Settings, dass sie unterschiedliche Wege der Annäherung an das Unbewusste ermöglichen. Während die Psychoanalyse durch sprachliche Reflexion tiefe symbolische Prozesse anregen kann, erlaubt der körperpsychotherapeutische Zugang eine direktere Auseinandersetzung mit affektiven und körperlichen Prozessen. Entscheidend für die Wahl des Settings ist, neben der methodischen Zugangsweise und der fachlichen Qualifikation der Therapeut:in, die individuelle Struktur der Patient:in: Manche profitieren von der kontemplativen Distanz der Psychoanalyse, andere benötigen eine erfahrungsorientierte, inszenierende Herangehensweise, um sich bestimmten Emotionen überhaupt nähern zu können.

Die psychodynamische Körperpsychotherapie bewegt sich zwischen diesen beiden Polen und integriert Elemente beider Methoden, indem sie affektive Prozesse sowohl kognitiv reflektiert als auch körperlich erfahrbar macht. Diese Verbindung eröffnet neue Möglichkeiten therapeutischer Veränderung – stets mit der Herausforderung, Nähe, Distanz, Affekt und Scham in einem stimmigen Gleichgewicht zu halten.

Die in diesem Buch geschilderte Herangehensweise *Auf den zweiten Blick* verweist nicht nur auf die Notwendigkeit, psychodynamische Prozesse vertieft zu betrachten, sondern auch auf die innere Haltung, die für eine gelingende psychotherapeutische Arbeit entscheidend ist. Denn die psychodynamische Körperpsychotherapie lebt von der fortwährenden Reflexion: Sie eröffnet uns die Möglichkeit, das, was sich zunächst auf der Oberfläche zeigt, immer wieder zu hinterfragen, zu vertiefen und in neue Kontexte zu setzen. Der zweite Blick steht damit für das Prozesshafte des Denkens, für die Bereitschaft, Gewohntes infrage zu stellen und therapeutische Erfahrungen nicht als statisch, sondern als lebendige Bewegung zu begreifen.

Dieses Buch hat die Verflechtung zwischen analytischem Verstehen, körperbezogener Intervention und prozesshaftem Denken ausgelotet. Wir haben gesehen, dass die Wahl des therapeutischen Settings kein bloßer technischer Aspekt ist, sondern tief in die Struktur des therapeutischen Geschehens eingebettet ist. Die Gegenüberstellung des analytischen Settings mit der inszenierenden Interaktion hat verdeutlicht, wie grundlegend die Rahmenbedingungen für die therapeutische Erfahrung sind. Während das analytische Setting durch seine sprachliche Ausrichtung eine Distanz schafft, die Reflexion und Symbolisierung erleichtert, bietet das körperpsychotherapeutische Setting eine Unmittelbarkeit, die affektive Prozesse intensiver erfahrbar macht – mit allen Chancen und Herausforderungen, die damit einhergehen.

Diese Differenz zeigt sich besonders deutlich, wenn wir die Themen betrachten, die im Laufe des Buchs zunehmend in den Vordergrund gerückt sind: den *Zugang zu Affekten*, die *Regulierung von Nähe und Distanz* sowie den *Umgang mit Scham*. Diese Aspekte sind nicht nur theoretische Konstrukte, sondern sie bestimmen die therapeutische Realität in jeder einzelnen Begegnung. Die Wahl des Settings beeinflusst, auf welche Weise Affekte ins Spiel kommen, wie Nähe hergestellt oder vermieden wird und wie Scham als regulierender Affekt wirkt – oft subtil, oft verborgen, aber immer wirksam.

Die Frage nach dem Zugang zu Affekten ist eine Frage nach der Tiefe therapeutischer Prozesse. Rein sprachlich orientierte Zugänge haben den Vorteil, dass sie eine Reflexionsebene eröffnen, auf der Affekte symbolisiert und in größere narrative Zusammenhänge eingebettet werden können. Dies ist essenziell für die Verarbeitung und Integration psychischer Inhalte. Gleichzeitig kann diese Form des Verstehens auch eine Barriere darstellen, wenn Affekte dadurch lediglich kognitiv kontrolliert, aber nicht wirklich durchlebt werden.

Hier bietet das körperpsychotherapeutische Setting eine Alternative: Es ermöglicht, Affekte direkt auf der körperlichen Ebene erfahrbar zu machen – sei es durch Atem, Bewegung oder den nonverbalen Ausdruck. Diese Form der Annäherung kann kraftvolle emotionale Durchbrüche ermöglichen, erfordert jedoch eine differenzierte Begleitung, um Überwältigung oder eine zu schnelle Regression zu vermeiden. Die therapeutische Kunst besteht darin, zwischen diesen beiden Polen – Reflexion und direktem Erleben – zu navigieren und den jeweils stimmigen Zugang für den individuellen Prozess zu finden.

Körpererfahrung im Gruppenprozess

Die bisherigen Kapitel dieses Buchs fokussierten auf dyadische therapeutische Begegnungen, in denen sich die Grundprinzipien der psychodynamischen Körperpsychotherapie – *psychoanalytisch zu verstehen, prozesshaft zu denken und körperbezogen zu intervenieren* – entfalten konnten. In einem abschließenden Teil erweitern wir den Blick: Eine Gruppenprozesserfahrung eröffnet neue Perspektiven darauf, wie sich verkörperte Dynamiken in einem kollektiven Feld zeigen, gestalten und transformieren lassen. Der im Folgenden geschilderte Gruppenprozess bildet ein intensives Beispiel für das, was in der psychodynamischen Körperpsychotherapie als *prozesshafte Resonanzarbeit* verstanden wird: Er macht sichtbar, wie individuelle Affekte, Widerstände und unbewusste Grundüberzeugungen in ein gemeinsames körperlich-emotionales Gewebe eingebettet sind – und wie Veränderung nicht nur im Einzelkontakt, sondern auch in gruppendynamischer Ko-Kreation möglich wird.

Psychodynamisch verstehen bedeutet in diesem Kontext, die gruppendynamischen Phänomene nicht vorschnell zu deuten, sondern sie in ihrer Widerständigkeit, Mehrdeutigkeit und Emotionalität zu würdigen – insbesondere dort, wo sich Unbewusstes in Bewegung und Beziehungsdynamik verkörpert ausdrückt. *Prozesshaft denken* zeigt sich in der Offenheit gegenüber nicht-linearen Entwicklungen, in der Wertschätzung des Nicht-Wissens, der Ambivalenz, der oszillierenden Gruppendynamik und des emergenten Geschehens. Die Gruppenleitung handelt dabei nicht steuernd, sondern begleitend – im Vertrauen darauf, dass sich aus dem »Nicht-Plan« eine innere Ordnung entwickeln kann. *Körperbezogen intervenieren* wird in dieser Gruppenerfahrung auf vielfältige Weise lebendig: über Berührung, Bewegung, Erdung, symbolische Aufstellungen, expressive Impulse oder Rückzug – immer im Dienst einer Vertiefung der affektiven Selbstbeziehung. Der Körper ist dabei nicht Objekt der Betrachtung, sondern aktiver Erfahrungsort, Medium und Erkenntnisträger. Widerstände – ob körperlich, emotional oder relational – werden nicht übergangen, sondern in Resonanz aufgenommen.

Mit dieser Schilderung wird die Gruppenarbeit nicht als »Add-on«, sondern als organischer Bestandteil des psychodynamisch-körperpsychotherapeutischen Denkens und Handelns verstanden. Sie konkretisiert noch einmal in besonders dichter Form, was das Motto dieses Buchs in der gelebten Praxis bedeuten kann – gerade auch im kollektiven Raum von Beziehung, Resonanz und Transformation.

> In der psychodynamischen Gruppenkörperpsychotherapie ist nicht das Ziel der Weg – sondern die Bewegung selbst. Wo der Körper spricht, bewegt sich das Unbewusste. Die Lebensbewegung ist der stille Grundpuls jeder Gruppenprozesserfahrung – sie trägt, verbindet und transformiert.

Die bisherige Reflexion verdeutlicht die Prinzipien, auf denen psychodynamisch-körperpsychotherapeutische Gruppenarbeit beruht. Doch wie zeigt sich das konkret im erlebten Gruppenprozess? Was geschieht, wenn Körper, Beziehung und unbewusste Dynamiken in ein gemeinsames Feld eintreten – wenn aus Theorie gelebte Praxis wird? Im Folgenden nehmen wir Sie mit in ein Seminar, in dem diese Prinzipien nicht nur diskutiert, sondern verkörpert wurden. Es ist ein Erfahrungsraum, in dem sich die »Lebensbewegung« in ihrer ganzen Tiefe und Vielfalt entfalten konnte:

Frühling auf der Insel. Die Luft mild, das Licht weich – fast, als wolle auch die Natur selbst das Leitthema des Seminars begrüßen: Hoffnung. 9 Menschen treten ein in einen Raum, der mehr sein will als nur ein geschützter Ort. Es ist ein Erfahrungsraum, in dem sich Körper, Gefühle und innere Bilder auf einer tiefen Ebene begegnen dürfen. Der Ort: ein heller, von großen Glasflächen durchzogener Raum, der Weite, Licht und Leichtigkeit ausstrahlt. Gemeinsam mit dem über alle 6 Tage hinweg sonnigen und warmen Wetter entsteht ein Klima, das Öffnung, Resonanz und Lebendigkeit begünstigt.

Die Leitung liegt bei Christine und Peter Geißler, die bewusst ohne vorbereitete Inhalte in die Gruppe treten. Ihr Konzept: kein Konzept. Es ist Ausdruck radikaler Präsenz und des Vertrauens in das Nicht-Wissen – ein Grundprinzip psychoanalytischer Offenheit. Das Tempo bestimmt nicht der Plan, sondern die Bewegung der Gruppe. Dabei wurde – ganz im Sinne einer psychoanalytisch fundierten Selbsterfahrung – der Auseinandersetzung mit Widerständen besondere Beachtung geschenkt. Sie wurden nicht als Störung verstanden, sondern als dichte Ausdrucksformen unbewusster Prozesse, die Anerkennung, Raum und vorsichtige Begleitung benötigen. Was sich über 6 Tage entfaltet, ist kein linearer Ablauf, sondern eine Folge intensiver Erfahrungsräume. Jede:r von ihnen bringt eigene Qualitäten hervor – leise, laut, eruptiv oder zart – und lässt die Gruppe zu einem lebendigen Organismus werden.

Raum des Ankommens – Leichtigkeit als Einstieg: Der erste Erfahrungsraum war geprägt von Leichtigkeit – als eine stille, tragende Atmosphäre des Wohlwollens. Nach einer behutsamen Vorstellungsrunde begannen wir mit einfachen Sequenzen zur Körperwahrnehmung: den Körper abklopfen, sich spüren, erste Bewegungen im Raum. Die Stimmung war offen, ruhig und zugleich wach – ein tastendes Sich-Einlassen, begleitet von einem freundlichen Grundton. Es wurde gelächelt, vereinzelt gelacht – weniger aus Komik, sondern aus einem Gefühl des Ankommens heraus. Diese Atmosphäre lud dazu ein, sich selbst in einer verspielten, neugierigen Haltung zu erleben. Noch fern von tiefen Themen, aber nah am körperlichen Spüren. Der Raum des Ankommens wurde so zu einem zarten Übergang vom Alltag in einen geschützten Erfahrungsraum, in dem Bewegung, Kontakt und Präsenz beginnen durften.

Raum der Bewegung – innere Haltungen spürbar machen: Am zweiten Tag rückte die Bewegung in den Mittelpunkt. Achtsames Gehen – vorwärts, rückwärts, mit geschlossenen Augen – eröffnete einen Erfahrungsraum, in dem der Körper sich als unmittelbarer Ausdrucksträger zeigte. Das Rückwärtsgehen war dabei nicht symbolisch aufgeladen, sondern wurde als ungewohnte, irritierende Variante des Sich-Bewegens erlebt. Gerade in dieser Irritation entstanden neue Impulse, ein veränderter Kontakt zur Umgebung und zum eigenen Körper. In den anschließenden Triaden wurden diese Erlebnisse geteilt und gespiegelt – nicht analysierend, sondern im Sinne eines gemeinsamen Sich-Wunderns. Die Gesprächsräume dienten weniger der Interpretation, sondern waren ein Resonanzfeld. Widerstände in Form von Bewegungshemmung, Unsicherheit oder Rückzug zeigten sich deutlich – sie wurden nicht korrigiert, sondern einbezogen und gemeinsam reflektiert. So wurde die Bewegung selbst zur Öffnung: für Wahrnehmung, für Körpergedächtnis, für Beziehung.

Raum der Erinnerung – Körpergedächtnis als Tor zur Vergangenheit: Eine der eindrücklichsten Dimensionen entstand durch eine liegende Erinnerungsreise. Unter Anleitung tauchten die Teilnehmenden in frühe körperlich-emotionale Erfahrungen ein – beginnend im Alter von etwa 3 Jahren. Was anfangs still ist, öffnet sich langsam zu emotionaler Tiefe. Alte Szenen tauchen auf, präverbal, bruchstückhaft. Dieser Erfahrungsraum ist zart und verletzlich – ein tastendes Zurückgehen, das nicht auf Deutung zielt, sondern auf Wiederverbindung. Auch hier traten Widerstände auf – etwa der Wunsch, sich nicht zu zeigen oder die Angst vor Kontrollverlust. Sie wurden achtsam gehalten, gemeinsam beobachtet und als Teil der inneren Dynamik verstanden.

Raum des Spiels – Regression als Ressource: Kindliche Bewegungsformen – krabbeln, stupsen, rollen – öffneten einen weiteren Erfahrungsraum: den des Spiels. Im sogenannten Kindmodus durften die Teilnehmenden regressiv sein, ohne infantilisiert zu werden. Die Bewegungen waren nicht zweckfrei, aber absichtslos. Im Gesamtgruppenkörper entstand ein spielerisches Tönen, ein kollektiver Klangraum. Regression wurde hier nicht als Rückfall verstanden, sondern als Ressource: als Zugang zu Lebendigkeit, Spontaneität, Intuition. Insbesondere im Spiel zeigte sich der feine Umgang mit Widerständen – Teilnehmende, die sich schwer taten, sich einzulassen, wurden nicht gedrängt, sondern eingeladen. Die Haltung des Nicht-Wissens erlaubte auch hier einen offenen Umgang mit Ambivalenz.

Raum der Grenze – das Ich im Gegenüber: Am dritten Tag ging es um Grenzwahrnehmung. Die »Kokon«-Sequenz führte die Gruppe in einen Erfahrungsraum differenzierter Selbst- und Fremdwahrnehmung: Wo endet mein Körper? Wie nah darf ein anderer kommen? Die vorgestellte Blase um jeden Menschen wurde zur projektiven Grenze zwischen Ich und Welt. Die Teilnehmenden erkundeten, wie sich diese Grenze verändert – je nach Person, Nähe, Bewegung. Dieser Raum war hochdifferenziert, subtil, intensiv. Er machte spürbar, was Sprache oft überdeckt: den Wunsch nach Verbindung und die gleichzeitige Angst vor Überwältigung. Der Körper wurde zum Ort des Dialogs zwischen Autonomie und Kontakt. Auch hier waren Widerstände deutlich – in Form von Erstarrung, Ablehnung, Überanpassung. Sie wurden ernst genommen und in Beziehung gebracht.

Raum der Beziehung – Rollenverteilung und Macht: Die Triadenarbeit »A bestimmt B« brachte am Nachmittag verborgene Beziehungsmuster an die Oberfläche. Wer will lenken, wer zieht sich zurück, wer stellt sich zur Verfügung? In dieser Konstellation wurde sichtbar, wie tief unbewusste Dynamiken in körperlichem Verhalten verwurzelt sind. Eine gruppendynamische Spannung zwischen 2 Teilnehmenden eskalierte beinahe – doch sie wurde gehalten, nicht von der Leitung, sondern von der Gruppe selbst. Das war ein Moment von besonderer Qualität: Die Gruppe übernahm Verantwortung für ihren Erfahrungsraum. Das Halten von Spannung wurde zur gemeinsamen Leistung – Hoffnung im Modus der Reife. Gerade in diesen Konfrontationen war das analytische Wissen um Widerstand hilfreich: Die Leitung unterstützte ein Verstehen, das auf Resonanz und nicht auf Interpretation beruhte.

Raum der Kraft – Erdung und Widerstand: Am vierten Tag zeigte sich ein kollektives Bedürfnis nach Erdung. Mit stampfenden Bewegungen, festem Auftreten und achtsamer Kontaktaufnahme zum Boden wurde Kraft thematisiert. In Dreierkonstellationen wurde Durchsetzungskraft körperlich erfahrbar: A nahm eine stimmig gefühlte Position ein, B hielt dagegen, C stellte sich als Helfer:in für A zur Verfügung. Diese Szenarien forderten, provozierten, stärkten. Der Körper wurde hier zum Ort der eigenen Handlungsmacht – ohne Gewalt, aber mit Entschiedenheit. Widerstand war hier nicht das Gegenteil von Kontakt, sondern ein mögliches Kontaktangebot – ein Ausdruck von Selbstbehauptung im Raum des Miteinanders. In der verbal-psychoanalytischen Nachbearbeitung wurde dieses Spannungsfeld bewusst gehalten und reflektiert.

Raum der Symbolisierung – das innere Bild wird außen: Ein besonderer Moment entstand, als eine Teilnehmerin begann, die Gruppe als Organismus zu arrangieren. Jede Person wurde einem Organ zugewiesen – Herz, Leber, Lunge, Gliedmaßen. Die Gruppe legte sich als »menschlicher Körper« auf den Boden. Diese szenische Darstellung war mehr als ein kreativer Einfall: Sie war Ausdruck innerer Ordnungen, Wünsche, Bindungen. Kurz darauf formte sich eine andere Szene – ein Teilnehmer stand inmitten einer »Blüte«, wurde anschließend getragen, gehalten. Die Gruppe wurde zum Projektionsraum. Was vorher diffus war, wurde greifbar, sichtbar, teilbar. Der Körper wurde Bild – und das Bild wurde Erkenntnis. Widerstände in Form von Scheu oder Unsicherheit verwandelten sich in Teilhabe.

Raum des Gebens – Resonanz und Ressourcen: Zum Abschluss beschenkte die Gruppe einander. Jede:r suchte sich einen Ort auf der Wiese – andere kamen, gaben ein Wort, eine Berührung, ein Symbol. Es war ein leiser, intimer Erfahrungsraum, geprägt von gegenseitigem Respekt. Hoffnung zeigte sich hier als Beziehungsqualität: nicht als Wunschdenken, sondern als Resonanz zwischen Ich und Du. Diese Bewegungen waren keine Choreografie, sondern ein Ausdruck dessen, was in 6 Tagen gewachsen ist: Vertrauen, Nähe, Würde. Die Atmosphäre – getragen von Raum, von Wetter, von innerer Arbeit – wurde spürbar zur Mitgestalterin.

Raum der Integration – Hoffnung mit nach Hause nehmen: Am letzten Tag suchte sich jede:r ein Objekt der Hoffnung – ein Stein, ein Blatt, etwas, das bleibt. Es war eine Geste der Integration: Das Symbol wurde zum Anker für das Erlebte. Die Abschiedsbewegung des Gruppenkörpers rundete den Prozess ab – still, bewegt, verbunden.

Fazit: In diesem Seminar wurde Hoffnung nicht nur thematisiert – sie wurde verkörpert. Die einzelnen Erfahrungsräume waren keine isolierten Einheiten, sondern ineinander verschränkte Möglichkeitsfelder für persönliche und gemeinsame Entwicklung. Bewegung, Begegnung, Spannung, Regression und Symbolisierung organisierten einen Gruppenprozess, in dem tiefes Verstehen durch körperliche Resonanz möglich wurde. Hoffnung zeigte sich als Haltung, getragen von Präsenz, Resonanz und dem Mut zur Nichtgewissheit. Der Körper war nicht so sehr Objekt der Betrachtung, sondern Ort von Erkenntnis. Widerstand wurde als zentraler Bestandteil des Erlebens und Verstehens ernst genommen – als wertvoller Zugang zum Unbewussten im Gruppenprozess. Und in der Sprache des Körpers zeigte sich: Das Leben findet seinen Weg – manchmal tastend, manchmal kraftvoll – aber immer in Beziehung. Die Gruppenprozesserfahrung lässt sich somit als ein Ausdruck gelebter Lebensbewegung verstehen: Sie folgt keiner vorgegebenen Choreografie, sondern entfaltet sich in Resonanz, Widerstand, Nähe, Rückzug und Wandlung. In dieser kontinuierlichen Dynamik wird der Körper zum Resonanzraum der Beziehung – lebendig, tastend, offen für Veränderung.

Literatur

Adler, A. (1982 [1926]). Die Individualpsychologie als Weg zur Menschenkenntnis und Selbsterkenntnis. In ders., *Psychotherapie und Erziehung. Ausgewählte Aufsätze, Bd. 1* (S. 135–157). Fischer.

Angermayr, M. (2024). Der Körper als sedimentierte Biografie – Verdichtungen des Lebens. Zum Verhältnis von implizitem leiblichem Wissen und explizitem autobiografischem Erinnern. *Existenzanalyse, 41*(2), 15–20.

Arbeitskreis OPD (2009). *Operationalisierte psychodynamische Diagnostik OPD-2. Das Manual für Diagnostik und Therapieplanung*. Huber.

Balint, M. (1968). *Therapeutische Aspekte der Regression*. Rowohlt.

Beebe, B. & Lachmann, F. (2002). *Säuglingsforschung und die Psychotherapie Erwachsener. Wie interaktive Prozesse entstehen und zu Veränderungen führen*. Klett-Cotta.

Cubasch, P. & Böckle, M. (2025, i. D.). *Idiopraxie: Die Kraft der Selbstberührung. Ein Handbuch für Selbsthilfe und helfende Berufe*. V&R.

Downing, G. (1996). *Körper und Wort in der Psychotherapie*. Kösel.

Ferenczi, S. (1972 [1931]). *Kinderanalysen mit Erwachsenen. In ders., Schriften zur Psychoanalyse, Bd. 2* (S. 274–289). Fischer.

Ferro, A. (2003). *Das bipersonale Feld. Konstruktivismus und Feldtheorie in der Kinderanalyse*. Psychosozial-Verlag.

Freud, S. (1923). *Das Ich und das Es*. IPU.

Fürstenau, P. (2007). *Psychoanalytisch verstehen, systemisch denken, suggestiv intervenieren*. Klett-Cotta.

Geißler, P. (2001). *Mythos Regression*. Psychosozial-Verlag.

Geißler, P. (2009). *Analytische Körperpsychotherapie. Eine Bestandsaufnahme*. Psychosozial-Verlag.

Geißler, P. (Hg.). (2012). *Stimme und Suggestion. Die »musikalische Dimension« und ihre suggestive Kraft im psychotherapeutischen Geschehen*. Psychosozial-Verlag.

Geißler, P. (2017). *Psychodynamische Körperpsychotherapie*. V&R.

Geißler, P. (2019). Eine Schreierfahrung im achten Therapiejahr. *Psychoanalyse und Körper, 35*, 24–38.

Geißler, P. (2022). Implizites Beziehungswissen. In W. Mertens (Hg.), *Handbuch psychoanalytischer Grundbegriffe* (S. 426–432). 5. Aufl. Kohlhammer.

Geißler, P. (2023). *Körperarbeit in der Psychotherapie. Erste Schritte zur Öffnung des Settings*. Psychosozial-Verlag.

Geißler, P. (2025, i. D.). *Berührung der Psychotherapie*. V&R.

Geißler, P. & Heisterkamp, G. (Hg.). (2007). *Psychoanalyse der Lebensbewegungen. Zum körperlichen Geschehen in der psychoanalytischen Therapie. Ein Lehrbuch*. Springer.

Geißler, P. & Heisterkamp, G. (2013). *Einführung in die analytische Körperpsychotherapie*. Psychosozial-Verlag.

Geißler, P. & Sassenfeld, A. (Hg.). (2013). *Jenseits von Sprache und Denken. Implizite Dimensionen im psychotherapeutischen Geschehen*. Psychosozial-Verlag.

Gendlin, E.T. (2009 [1994]). *Körperbezogenes Philosophieren. Focusing Bibliothek, Bd. 5*. Hg. v. Ausbildungsinstitut GFK und Focusing-Netzwerk. www.gfk-institut.ch; www.focusing-netzwerk.de

Gendlin, E.T. (2016). *Ein Prozess-Modell*. Karl Alber.

Grunwald, M. (2017). *Homo hapticus. Warum wir ohne Tastsinn nicht leben können*. Droemer.

Holle, C. & Tasche, J. (Hg.). (2024). *Psychodynamische Grundlagen der Bioenergetischen Analyse*. Psychosozial-Verlag.

Kuck, B. (2023). *Der Leib ist ein erstaunlicher Gedanke. Die Öffnung des Settings in der analytischen und psychodynamischen Therapie*. Königshausen & Neumann.

Laban, R. (1988). *Die Kunst der Bewegung*. Verl. d. Heinrichshofen-Bücher.

Lowen, A. (1981a). *Bioenergetik. Therapie der Seele durch Arbeit mit dem Körper*. Rowohlt.

Lowen, A. (1981b). *Körperausdruck und Persönlichkeit. Grundlagen und Praxis der Bioenergetik*. Kösel.

Lowen, A. (1981c). *Angst vor dem Leben. Über den Ursprung seelischen Leidens und den Weg zu einem reicheren Dasein*. Kösel.

Mertens, W. (2012). *Psychoanalytische Schulen im Gespräch. Bd. 3: Psychoanalytische Bindungstheorie und moderne Kleinkindforschung*. Huber.

Mertens, W. & Storck, T. (Hg.). (2024). *Regression. Interdisziplinäres Psychoanalytisches Forum, Bd. 2*. Psychosozial-Verlag.

Motzkau, D. (2020). Szenische Arbeit mit dissoziativen Zuständen in der Körperpsychotherapie bei einer Patientin mit PTBS. *Psychoanalyse und Körper, 37*, 23–36.

Reich, W. (1945). *Charakteranalyse*. Fischer.

Scharff, J. (2007). Psychoanalyse und inszenierende Interaktion. Gemeinsamkeiten und Unterschiede: In P. Geißler & G. Heisterkamp (Hg.), *Psychoanalyse der Lebensbewegungen. Zum körperlichen Geschehen in der psychoanalytischen Therapie. Ein Lehrbuch* (S. 83–98). Springer.

Stern, D.N. (1991). *Tagebuch eines Babys. Was ein Kind sieht, spürt, fühlt und denkt*. Piper.

Stern, D.N. (1992). *Die Lebenserfahrung des Säuglings*. Klett-Cotta.

Stern, D.N. (1998). »Now-moments«, implizites Wissen und Vitalitätskonturen als neue Basis für psychotherapeutische Modellbildungen. In S. Trautmann-Voigt & B. Voigt (Hg.), *Bewegung ins Unbewußte. Beiträge zur Säuglingsforschung und analytischen Körper-Psychotherapie* (S. 82–96). Brandes & Apsel.

Stern, D.N. (2005). *Der Gegenwartsmoment. Veränderungsprozesse in Psychoanalyse, Psychotherapie und Alltag*. Brandes & Apsel.

Stern, D.N. (2011). *Ausdrucksformen der Vitalität*. Brandes & Apsel.

Willerscheidt, J. (2018). *Der Körper in der analytischen Therapie von Kindern und Jugendlichen*. V&R.

Psychosozial-Verlag

Peter Geißler

Körperarbeit in der Psychotherapie

Erste Schritte zur Öffnung des Settings

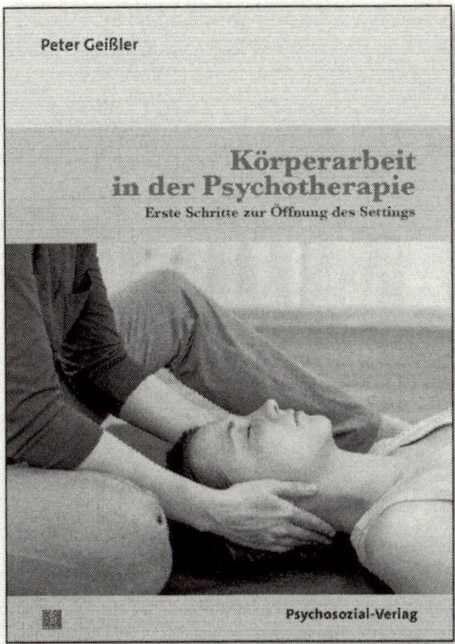

2023 · 98 Seiten · Broschur
ISBN 978-3-8379-3345-1

- **Methodenübergreifend und unabhängig vom jeweiligen Ausbildungsstand gut lesbar**
- **Punktgenau auf typische Fragen von Aus- und Weiterbildungskandidat*innen abgestimmt**

Wie lassen sich bisher nur verbal geführte Psychotherapien für körperliche Interventionen öffnen? Peter Geißler erklärt Merkmale der körperpsychotherapeutischen Haltung, die Unterscheidung verschiedener therapeutischer Funktionen und er gibt behandlungstechnische Hinweise für die Praxis. Hierzu zählen nicht nur eine spezifische Form der Wahrnehmungszentrierung, das aktive Miteinbeziehen körperlicher Bewegungsimpulse und der schrittweise Übergang von der Handlungsfantasie zur konkreten körperlichen Interaktion, all dies im Rahmen eines adaptierten Abstinenzverständnisses. Der Autor erörtert ebenso Besonderheiten im Widerstandsverständnis wie auch therapeutische Risiken und notwendige Voraussetzungen dafür, im offenen Setting professionell arbeiten zu können. Sogar zur Ausstattung des Therapieraums finden Interessierte hilfreiche Anregungen. Somit handelt es sich bei Körperarbeit in der Psychotherapie um eine ideale Ergänzung zur körperpsychotherapeutischen Selbsterfahrung.

Walltorstr. 10 · 35390 Gießen · Tel. 0641-969978-18 · Fax 0641-969978-19
bestellung@psychosozial-verlag.de · www.psychosozial-verlag.de

Psychosozial-Verlag

Carsten Holle, Jens Tasche (Hg.)

Psychodynamische Grundlagen der Bioenergetischen Analyse

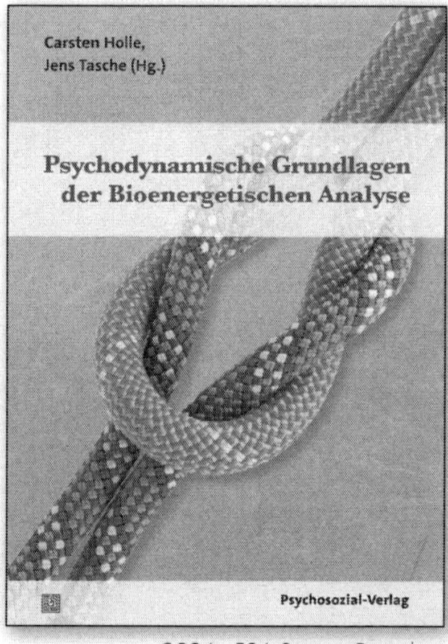

2024 · 536 Seiten · Broschur
ISBN 978-3-8379-3318-5

- **Überblick über psychodynamische Grundlagen zur Vertiefung und Bereicherung der Praxis der Bioenergetischen Analyse**
- **Von Praktiker*innen für Praktiker*innen geschrieben**
- **Mit zahlreichen Fallvignetten**

Die Autor*innen verbinden das traditionelle Konzept der Bioenergetischen Analyse mit dem aktuell in der Psychoanalyse zur Verfügung stehenden Wissen. In 18 Kapiteln erläutern sie, wie ein an den modernen entwicklungspsychologischen und entwicklungspsychopathologischen Theorien orientiertes Denken ihre therapeutische Praxis prägt und bereichert. Es entsteht ein vertieftes, psychodynamisches Verständnis der bioenergetischen Prozessarbeit, das sich den Herausforderungen des gesellschaftlichen Wandels stellt und sowohl bindungsorientierte wie auch intersubjektive Perspektiven auf die bioenergetische Arbeit mit Einzelnen und Gruppen ermöglicht – bis hin zur Behandlung schwerer Störungen.

Kompakt und mit zahlreichen Fallvignetten, Grafiken und Tabellen veranschaulicht, erhalten Lesende, Lernende und Lehrende praxisnahe und theoretisch fundierte Einblicke und Arbeitsmaterialien zur Aktualität einer psychodynamisch fundierten Körperpsychotherapie.

Walltorstr. 10 · 35390 Gießen · Tel. 0641-969978-18 · Fax 0641-969978-19
bestellung@psychosozial-verlag.de · www.psychosozial-verlag.de